依存学ことはじめ

——はまる人生、はまりすぎない人生、人生の楽しみ方——

船橋新太郎 編

帚木蓬生　谷岡一郎
村井俊哉　廣中直行
西村周三
著

晃 洋 書 房

はじめに

「依存学」とは聞き慣れない言葉です。これは、私たちが命名しました。

「依存」と言う言葉を聞くと、麻薬などの薬物への依存、アルコール依存、タバコによるニコチン依存がまず頭に浮かぶと思います。これらはいずれも物質への依存ということで、「物質依存」と総称されています。特に依存度が高く、それを切らすと身体に異状を生じるようになり、それへの渇望感が著しく増大するようになると病的な依存で、「依存症」と呼ばれる状態になります。「依存症」という病的な状態になると、本人はもとより、家族や社会にまで深刻な影響を与えることになることから、「依存」という言葉にはどうしてもネガティブなイメージがつきまといます。

「依存」というと、先に述べたように、薬物やアルコールなどへの依存がイメージされてきましたが、最近は新たな種類の「依存」が現れ、社会問題となってきています。その代表的なものがギャンブルへの依存です。病的なギャンブル依存によって生じる、本人はもとより、家族や周囲の人間にももたらされる悲惨な実態を知ると、これが医療の問題だけではなく、社会の問題にまで波及することがわかります。インターネットを利用したゲームへの依存も深刻な問題になりつつあります。一日中部屋の中にこもり、仕事や勉強はもちろん、食事の時間も忘れてコンピュータに向かい、ゲームに没頭する人が現れ、このような人を「ネトゲ廃人」などと称しています。また、携帯電話を四六時中使用し続ける携帯電話への依存も、まだ大きな問題にはなっていませんが、今後問題になる可能性があります。このような依存は、ある種の行為への依存であることから、「プロセス依存」と総称されています。物質依存と同様に、プロセス依存によって、人の体やこころが蝕まれていくことは、その人やその人の家族にとっても大きな損失であると同時に、社会にとっても大きな損失です。このような損失を補うために、本人はもとより、家族や社会が支払わなければならない代償は膨大です。

プロセス依存が新たな医療や社会の問題になりつつありますが、それへの対策はほとんど行われていません。物質依存の生じる仕組みに関しては、世界中の多くの研究者によって研究され、膨大な研究成果が集積されています。薬物やアルコールの摂取によって脳のどの場所にどのような変化が起こるのか、そのような変化がどのようなメカニズムで依存という行動を起こしたり、様々な身体反応を起こしたりするようになるのかが明らかにされてきています。また、多くの医療施設や回復施設、自助グループの活動などによって、薬物依存やアルコール依存の治療や回復に向けたプログラムが実施されています。物質依存に対するこのような試みに対して、プロセス依存が生じる要因の究明に関する研究はほとんどなされていません。また、それを治療したり回復させたりするための施設も数えるくらいしかありません。自助グループも組織されていますが、まだ小規模だと思われます。さらに、ギャンブル依存の場合には、医師による治療が必要なことは言うまでもありませんが、多くの場合それに金銭が絡むことから、問題がさらに複雑になっています。薬物依存やアルコール依存に比べて、プロセス依存に対しては、医療の面でも、社会の面でも、ほとんど対策が考えられていないといっても過言ではありません。

このように、「依存」と言ってもその中にはいくつかの種類があります。また、「依存症」はこころの病気であり、精神神経科の医師による医学的な処置によって解決が可能であるかもしれません。しかし「依存」は、医療の分野だけの問題ではなく、こころの問題をあつかう心理学や認知科学、あるいは脳の働きと密接に関わるので脳科学や神経科学、さらには、社会的な問題にも関わるので社会学、経済学、そして法学などとも関わる複合的な分野の問題です。「依存」や「依存症」は既存の研究分野の中で閉じられて研究が進められてきましたが、様々な自然科学や人文・社会科学の研究者が連携して実施して研究を推進しなければ解決できない複合的な対象であり、様々な分野の研究者が協力して研究を行わないと解決できない問題であると思われます。

そこで、私たちは「依存学」という新しい研究分野を創設し、医療分野の研究者だけではなく、人文・社会科学分野の研究者も参加して、「依存」に関する総合的で包括的な研究体制を構築しようと考えました。そして、「依存学」とは、という質問に対して、次のような答えを用意しました。「『新しいものが好き（新奇性追求）』と『最後までやりぬくこと（目標志向行動）』は人が本来持っている力であり、人間の創造性や、文化の多様性の原動力といえます。その対極にある『依存』や『依存症』というものを病理として定義し、これらネガティブな側面と同時に、新奇性追求や目標志向行動などのポジティブな側面を包括的に研究する学問として、依存学という概念を提案します。」

「依存」や「依存症」には最初に説明したようにネガティブなイメージがつきまといますが、同じような状態であっても、「依存」とは呼ばないで、「熱中している」とか「集中している」とか「夢中になっている」という表現をする場合があります。「ゲームに依存している」というと悪いイメージですが、「ゲームに夢中になっている」という表現には悪いイメージはありません。勉強に集中することにより試験の成績がよくなる、仕事に熱中することにより成果もあがるなど、ポジティブなイメージが全面に出てきます。一体、「依存」と「熱中」や「夢中」はどこがちがうのか、その境界線はどこなのだろうかという素朴な疑問が湧きます。

本書では、このような「依存」と「熱中」の違いを含めて、新たな研究分野として創設しようとする「依存学」がもつ問題意識と、これから目指す方向を説明しています。

本書ができあがるきっかけは、平成一九年から平成二一年にかけて京都大学こころの未来研究センターで実施してきた「依存症に関する総合的研究」（研究代表者：船橋新太郎）の中で行った二回のシンポジウムです。この研究プロジェクトは、代表者である京都大学こころの未来研究センターの船橋と、京都大学大学院医学研究科の福山秀直教授、大阪商業大学学長の谷岡一郎教授の三名で始めたもので、「ゲームやギャンブルに対する依存症の生物学的な要因に注目し、依存症に陥る仕組みに関する基礎的な研究を実施する」という目的で開始しました。ゲームやギャンブルに対する依存症の生物学的な要因に関する知見がほとんどないことから、どのように研究を進めるかの調査を目的に、『依存症を知る』というタイトルで、一回目のシンポジウムを平成二〇年二月一七日に芝蘭会館稲盛ホールで実施しました。その時のプログラムは左記のとおりです。

『依存症を知る』
「はじめに」　船橋新太郎（京都大学こころの未来研究センター）
「依存症の精神医学」　松下正明（東京大学名誉教授）
「嗜癖・依存と発達障害」　十一元三（京都大学大学院医学研究科）
「脳科学からみた依存・嗜癖」　廣中直行（NTTコミュニケーション科学基礎研究所）
「物質依存への個体側要因と介入」　岡田　俊（京都大学大学院医学研究科）
「ギャンブル依存とたたかう」　森山成株（通谷メンタルクリニック）
「総合討論」

そして、最終年度の平成二二年三月一四日には、本研究プロジェクトのまとめとして、『依存学ことはじめ――はまる人生、はまり過ぎない人生、人生の楽しみ方――』というタイトルのシンポジウムを、京都大学百周年時計台記念館の国際交流ホールで実施しました。その時のプログラムは左記のとおりです。

『依存学ことはじめ――はまる人生、はまり過ぎない人生、人生の楽しみ方――』

「はじめに」　船橋新太郎（京都大学こころの未来研究センター）

「依存と集中力、そして楽しい人生――達人たちは皆、何かに「はまって」いた――」　谷岡一郎（大阪商業大学学長）

「熱中と依存の境界線」　村井俊哉（京都大学大学院医学研究科）

「依存の脳を観る」　澤本伸克（京都大学大学院医学研究科）

「討論：依存学とは」　西村周三、谷岡一郎、村井俊哉、福山秀直、栗田　朗、坂田和重、澤本伸克、船橋新太郎、勝見博光（司会）

「依存学ことはじめ」　西村周三（京都大学理事・副学長）

本書は、これら二回のシンポジウムの記録をもとに作成したものです。第一回のシンポジウムでの講演は三〇分程度と短かったため、発表していただいた森山成林（帚木蓬生）さん、廣中直行さんには、当日の発表の記録をお渡しし、これをもとに本書のために新たに書き下ろしていただきました。一方、第二回のシンポジウムでは講演時間が五〇分程度と長かったため、谷岡一郎さん、村井俊哉さん、西村周三さんには、第二回のシンポジウムでの記録に手をいれていただいたものを掲載することにしました。そのため、先の二名の方の文章と、あとの三名の方の文章の様態が異なることになってしまいました。全体として読みにくいという印象を読者がもたれましたら、それは編者の責任です。

本書は、「依存学」がこれから目指す方向や問題点を五名の著者が呈示したものです。これを読んでいただき、「依存学」の推進に向けた活動に少しでも興味を持っていただけたらと希望しております。

京都大学こころの未来研究センター教授　船橋新太郎

目次

第一章

ギャンブル地獄の実態と治療

借金の肩代わりで、病的ギャンブリングがやむことは万に一つもありえない

帚木蓬生

はじめに

小さな町の電停そばに、一七坪の精神科診療所を開いてちょうど五年がたつ。この間、病的ギャンブリング（病的賭博）の患者の新患は約二五〇人、家族のみの相談は一〇〇人にのぼる。五年間の総新患者数は約二〇〇〇人だから、病的ギャンブリング関連の患者は一割弱を占める勘定になる。これだけの患者をひとりで診ている精神科医は少ないためか、よくマスメディアの取材を受ける。

ことに相撲界が野球賭博で大揺れに揺れ出してからは、取材がとみに増えた。そこでまず異口同音に尋ねられるのは、「いったいどういう人が病気になりやすいのですか」である。

どんな病気でも、かかりやすい人とそうでない人がいるという先入観がそうさせるのに違いない。例えば愛煙家は肺癌や食道癌に見舞われやすく、大酒家が肝硬変になりやすいのは周知の事実である。

しかしどんな人が愛煙家、もしくは大酒家になりやすいかといえば、事はそう簡単に解答はでない。どんな人でも煙草を日々口にしていればニコチン中毒になり、毎日過量のアルコールを摂取しているとアルコール依存症になる。いわば、これらは広い意味での生活習慣病と言っていい。

病的ギャンブリングも全く同様である。私はお釈迦様でも、環境を整えて毎日毎日念仏の代わりにギャンブルをやらせていれば、病的ギャンブラーになると思っている。つまり、相撲界の野球賭博について言えば、特定の相撲取りが病的ギャンブラーになるのではない。どの関取でも、序二段でも、環境次第で、病者になってしまうのである。その証拠に、野球賭博をしたと申告した力士たちが、そうでない力士たちと比べてどこか性格が異なるだろうか。そんなことはない。異なるのは環境であり、入門したときから部屋で野球賭博がはやっていれば、いずれそのとりこになるはずである。

誰もが病的ギャンブラーになる可能性を有しているからこそ、古来権力者たちは賭博行為を厳しく取り締まる法律をつくってきた。わが国の例をとると、日本書紀に最初の記録がある。持統天皇三年（六八九年）に早くも双六が禁止されている。奈良の大仏開眼の翌々年、天平勝宝六年（七五四年）にも双六禁断の法が出され、役人に対する細かい刑罰が決められた。

六位以下の者は杖打百度、五位の者は現職の解任、および位禄と位田の召し上げである。四位以上の高官になると封戸が没収され、領内のギャンブリング行為を黙認する国司や郡司も解任である。役人の間に蔓延するギャンブル嗜癖に、古代国家がいかに苦慮していたかが分かる。

その後の為政者も、この厳罰主義を変えていない。平安時代の〈平安遺文〉、鎌倉幕府の〈関東評定事書〉、室町幕府の〈建武式目〉でもギャンブルは禁止されている。戦国大名たちも家臣をギャンブル嗜癖から守るために腐心し、その代表が武田信玄の〈甲州法度〉や長宗我部氏の〈長宗我部掟書〉である。江戸時代の〈博奕禁止の法度〉、明治政府の〈賭博犯処分規則〉にも、毅然とした態度が表われている。

こうした認識と施策の流れが一変したのは第二次世界大戦後である。戦後復興の名のもとに公営ギャンブルが花盛りとなり、競馬、競輪、競艇、オートレース、宝くじの五つが出揃い、その後六つめのサッカーくじも加わった。さらに近年、カジノ創設があちこちの自治体で取り沙汰されている。そして法律上ギャンブルとは見なされていないパチンコ・スロットは、全国津々浦々で、店々が客を呼び込んでいる。

もう一度繰り返すと、病的ギャンブリングは環境次第で誰もが罹患する可能性をもち、いったんその病いに陥ってしまえば、本人の人生はおろか家族や親族の生活までも崩壊させられてしまう。その意味でこれは〈地獄〉と言っても過言ではない。

本章では、自験例のデータをもとに、この地獄における病的ギャンブラーの臨床的な実態を明らかにし、私が実施している治療、すなわちギャンブル地獄から生還する方法について述べる。

一　病的ギャンブラーの臨床的実態

先進国での病的ギャンブリングの有病率は、おしなべて成人人口の一・五%から二・五%とされている。この疾患に対する認識が極端に低いわが国では、当然のことながらこの種の疫学調査は全く手がつけられていない。

疫学調査どころか、病的ギャンブラーたちの臨床報告も散発的であり、数十人単位のものは二〇〇八年に私が報告をするまでに皆無であった。病的ギャンブリングが米国の精神障害診断項目に組み入れられたのが一九八〇年、WHOの診断項目に含められたのが一九九二年、その前にも欧米では〈強迫的ギャンブリング〉として研究された長い歴史がありながらである。

最近では逆に、マスメディアのほうがこの病態に関心をいだいており、テレビや新聞、週刊誌でよく報道されるようになっている。ところが肝腎の精神医学界は、いまだに病的ギャンブリングをあたかも存在しないかのように等閑視している。目下のところ精神医学界がこぞって大騒ぎをしているのは、うつ病と自殺、認知症と統合失調症である。病的ギャンブリングの有病率が一・五%ないし二・五%という各国の調査を踏まえると、わが国にはおよそ二〇〇万人の有病者がいる計算になる。これは絶対に看過できない問題である。しかもこの病気は、本人の人生を台無しにするのみならず、家族に多大な苦渋をもたらす。その点ではうつ病や認知症、統合失調症に劣るものではない。加えて、後述するように犯罪にも結びやすい病態である。

二〇〇八年に私が初めて報告したのは、精神科診療所を開設した二〇〇五年八月から二〇〇七年七月までの二年間に、病的ギャンブリングを主訴として受診した新患一〇〇名の実態調査である。単なる地方の一診療所における解析結果には違いないが、一〇〇名というまとまった人数であり、この疾患の臨床像はこれによって大まかに把握できる。

二　病的ギャンブリングの診断

他の多くの精神疾患同様、病的ギャンブリングの検査機器はまだない。診断に使われるのは、質問紙形式のチェックリストである。以下に述べる三種類がよく使われる。

病的ギャンブラーたちの自助グループであるGA（ギャンブラーズ・アノニマス）は、一九五七年に米国で発足したせいもあり、当時流布していた病名の〈強迫的ギャンブリング〉という呼称を使っている。GAで用いている診断項目は次の二〇項目で、このうち七項目以上あてはまると、〈強迫的ギャンブラー〉の可能性が極めて高いとみなす。

ＧＡでの20の質問

①ギャンブルのために、仕事や学業がおろそかになることがありましたか。
②ギャンブルのために、家庭が不幸になることがありましたか。
③ギャンブルのために、評判が悪くなることがありましたか。
④ギャンブルをしたあとで、自責の念を感じることがありましたか。
⑤借金を払うためのお金を工面するためや、お金に困っているときに、何とかしようとしてギャンブルをすることがありましたか。
⑥ギャンブルのために、意欲や能率が落ちることがありましたか。
⑦負けたあとで、すぐにまたやって、負けを取り戻さなければと思うことがありましたか。
⑧勝ったあとで、すぐにまたやって、もっと勝ちたいという強い欲求を感じることがありましたか。
⑨一文なしになるまで、ギャンブルをすることがよくありましたか。
⑩ギャンブルの資金をつくるために、借金をすることがありましたか。
⑪ギャンブルの資金をつくるために、自分や家族のものを売ることがありましたか。
⑫正常な支払いのために、「ギャンブルの元手」を使うのを渋ることがありましたか。
⑬ギャンブルのために、家族の幸せをかえりみないようになることがありましたか。

⑭予定していたよりも長く、ギャンブルをしてしまうことがありましたか。
⑮悩みやトラブルから逃げようとして、ギャンブルをすることがありましたか。
⑯ギャンブルの資金を工面するために、法律に触れることをしたとか、しようと考えることがありましたか。
⑰ギャンブルのために不眠になることがありましたか。
⑱口論や失望や欲求不満のために、ギャンブルをしたいという衝動にかられたことがありましたか。
⑲良いことがあると、二、三時間ギャンブルをして祝おうという欲求が起きることがありましたか。
⑳ギャンブルが原因で自殺しようと考えることがありましたか。

ＷＨＯの国際疾病分類の基になっている米国の精神疾患分類（ＤＳＭ-Ⅳ-ＴＲ）では、以下の一〇項目が取り上げられ、五項目以上該当すれば〈病的ギャンブリング〉と診断される。

ＤＳＭ-Ⅳ-ＴＲでの診断項目

①いつも頭のなかでギャンブルのことばかり考えている。
②興奮を求めてギャンブルに使う金額が次第に増えている。

③ギャンブルをやめようとしてもやめられない。
④ギャンブルをやめているとイライラして落ちつかない。
⑤いやな感情や問題から逃れようとしてギャンブルをする。
⑥ギャンブルで負けたあと、負けを取り返そうとしてギャンブルをする。
⑦ギャンブルの問題を隠そうとして、家族や治療者やその他の人々に嘘をつく。
⑧ギャンブルの元手を得るために、文書偽造、詐欺、盗み、横領、着服などの不正行為をする。
⑨ギャンブルのために、人間関係や仕事、学業などがそこなわれている。
⑩ギャンブルでつくった借金を他人に肩代わりしてもらっている。

私がこの二〇年使い、世界でも頻用されているのはSOGS（サウス・オークス・ギャンブリング・スクリーン）である。この原型は一九八七年、米国のオウス・オークス財団で作られ、私はその数年後に、無断で邦訳して使い始めた。

SOGSの診断項目

①ギャンブルで負けたとき、負けた分を取り返そうとして別の日にギャンブルしますか。
a・しない　b・2回に1回する　c・たいていする　d・いつもそうする
②ギャンブルで負けたときでも、勝っていると嘘をついたことがありますか。

a・ない　b・半分はそうする　c・たいていそうする

③ギャンブルのために何か問題が生じたことがありますか。

a・ない　b・以前はあったが今はない　c・ある

④自分がしようと思った以上にギャンブルにはまったことがありますか。

a・ある　b・ない

⑤ギャンブルのために人から非難を受けたことがありますか。

a・ある　b・ない

⑥自分のギャンブル癖やその結果生じた事柄に対して、悪いなと感じたことがありますか。

a・ある　b・ない

⑦ギャンブルをやめようと思っても、不可能だと感じたことがありますか。

a・ある　b・ない

⑧ギャンブルの証拠となるような券などを、家族の目にふれぬよう隠したことがありますか。

a・ある　b・ない

⑨ギャンブルに使うお金に関して、家族と口論になったことがありますか。

a・ある　b・ない

⑩借りたお金をギャンブルに使ってしまい、返せなくなったことがありますか。

a・ある　b・ない

⑪ギャンブルのために仕事をサボったことがありますか。

a・ある　b・ない

⑫ギャンブルに使うお金はどのようにしてつくりますか。またどのようにして借金しますか。あてはまるものに何個でも○をつけて下さい。

a・生活費をけずって　b・配偶者や両親、子供の金から

c・親類や知人、友人から　d・銀行から　e・サラ金から

f・定期預金の解約　g・保険の解約　h・家財を売って

i・その他、いくつでも書いて下さい

採点の仕方は、質問①はc、dで一点、質問②と③はb、cで一点、質問④から⑪はaで一点、質問⑫は○印一つにつき一点、および、その他の事柄の数だけ各一点である。

五点以上が〈病的ギャンブリング〉で、三点と四点は、将来病的ギャンブリングになる可能性の高い〈問題ギャンブリング〉になる。

このSOGSは、前に掲げたGAやDSM-Ⅳ-TRの診断方法に比べて、借金に重点を置いている点が特徴である。本来SOGSは、一般人口の中から病的ギャンブラーを抽出するために考案されて

おり、私のクリニックを単身、または家族に引っ張られるようにして訪れる患者は、ほとんど一〇点以上になる。私は本人と家族にどれだけ重症か分からせるために、相撲の番付にたとえて説明している。

一〇、一一点は小結、一二、一三点は関脇、一四、一五点は大関、そして一六点以上は横綱である。仮に一〇点未満の前頭がたまにいたとしても、「これから先は、治療しない限り、順調に出世して間違いなく三役になります」と太鼓判をおす。小結の患者に対しても、同様に、「おめでとうございます。治療しなければ、将来、大関、横綱は間違いなし」と手を叩く。

病的ギャンブリングの特徴は、進行性で自然治癒がないことである。放置すれば、確実に悪化する。この点で、悪性腫瘍と似ており、私は「脳腫瘍のようなもので、治療せずに放っておくと増殖します」と言明する。

三　ギャンブルの種類

私の診療所を訪れた一〇〇名の病的ギャンブラーが、どういうギャンブルにはまっていたのかを調べた結果は次のとおりである。

パチンコのみ　…………　一七人（四人）
スロットのみ　…………　二二人（二人）
パチンコとスロット　…　四三人（二人）

一〇〇人のうち、何と八二人が、パチンコ・スロットによってギャンブル地獄にはまり込んでいた。括弧内は女性の数である。女性は八名しかいなかったので、その全員がパチンコ・スロットで地獄行きになっている。

ちなみに、残りの一八人は、ひとりずつ、はまり込んでいるギャンブルの種類が微妙に違っていた。

パチンコ＋スロット＋競馬
パチンコ＋スロット＋賭け麻雀
パチンコ＋スロット＋サイコロ賭博
パチンコ＋スロット＋花札賭博
パチンコ＋スロット＋競輪＋競艇
パチンコ＋スロット＋競艇＋宝くじ
パチンコ＋スロット＋競馬＋賭け麻雀
パチンコ＋スロット＋競馬＋競艇＋花札賭博＋サイコロ賭博

パチンコ＋競馬
パチンコ＋オートレース
パチンコ＋ルーレット
パチンコ＋競艇＋賭け麻雀
スロット＋バカラ賭博
スロット＋賭け麻雀＋私設カジノ
オートレース
宝くじ
賭け麻雀
花札賭博＋野球賭博

これではっきり理解できるように、パチンコ・スロットがらみでない病的ギャンブラーは、わずか四人しかいない。

違法行為に手を染めている病的ギャンブラーは一一人である。違法ギャンブルについては、警察の立ち入り捜査の記事を時折新聞で見かけるが、まだまだ水面下で行われていることが、この統計でも分かる。胴元はたいてい暴力団であるはずで、その毒牙に一般市民もかかっている点は見過ごせない。

相撲界を揺るがした野球賭博に入れ込んだ者は一名のみである。この一点をもってしても、相撲界がいかに濃厚に野球賭博に汚染されていたかが分かる。

ギャンブルに占めるパチンコ・スロットの比重の多さは、そのままわが国のギャンブル産業に占める年商の多さの反映でもある。

わが国のギャンブル産業の年商は、約三〇兆円である。自動車産業の年商が四〇兆円、国民総医療費が三五兆円であることを考えると、この額の大きさに驚かされる。

その内訳は日本中央競馬会が三兆円弱、地方競馬が三〇〇〇億円、競艇が一兆円、競輪が八〇〇〇億円、宝くじが一兆円、サッカーくじは九〇〇億円で、これらの公営ギャンブルを合計すると六兆円あたりである。残り二四兆円がパチンコ・スロットの年商になり、これはトヨタ自動車一社の年商二〇兆円よりは多い。出版業界の年商は今や二兆円を割っているので、パチンコ・スロット業界の年商はその一〇倍以上ということになる。

つまり、わが国のギャンブル産業の年商の八割五分をパチンコ・スロットが占めており、これによる病者もそれに応じた比率になっていると言える。

国内のパチンコ・スロット店は約一万二〇〇〇軒、総台数は五〇〇万台である。わが国を除く全世界のギャンブル機器の台数が半数の二五〇万台であることを考えると、戦慄すべき数字である。

こうした厳然とした事実があるにもかかわらず、パチンコ・スロットはギャンブルとはみなされていない。単なる〈遊技〉である。遊技だからギャンブル産業に当然課せられるべき規制がない。テレビ・ラジオのＣＭ、チラシ、店外の広告、店内の光と音響など、すべてが野放し状態である。アニメやマンガ、カラオケやスシなどのわが国の文化や産物が次々と国外に紹介され、根づいているのに対し、日本流のパチンコ・スロット店は国外流出がない。どうしてだろうか。わが国以外の国はこれをギャンブルだと正当に評価し、規制をしているからである。

なぜパチンコ・スロットがギャンブルとみなされないかは、みかけ上、国の一大方針であるかのような印象を与える。しかしよく考えると、パチンコ・スロットがギャンブルであるかないかの差は、換金の有無にかかっている。換金ができれば法律上ギャンブル、できなければ遊技である。そしてパチンコ・スロットは店内で換金をしていないので、後者扱いになる。

ところがわが国の成人で、パチンコ店が換金をしていないなどと信じている者はひとりとしていない。各パチンコ店の店外には必ず換金場がある。となると、この換金場を違法とみるか否かの一点に、見解の相違がかかっていることになる。この見解を左右しているのは、実のところ公安委員会と警察庁の胸三寸である。

要するに、パチンコ・スロットをギャンブルとみなすかみなさないかは、公安委員会と警察庁にとっては、誰も口出しと手出しができない権力発揮の場になっている。ギャンブルとみなせば、パチンコ店は換金場を撤去しなければならなくなる。客が激減してたちまち商売がたち行かなくなるのは目に見えている。

他方、パチンコ店の閉鎖が続けば、打撃を受ける産業が多いのも事実である。プリペイド会社、セキュリティ会社、空気清浄機会社、玉やメダルの製造会社、設計・施工会社、備品メーカー、コンピューター会社、運送業、それにマンガやテレビの画像も最近では使われるので、歌手や漫画家、俳優なども、この業界の恩恵を受けている。テレビや新聞も、CMやチラシで潤っている。

こうして他の多くの産業が、世を欺くパチンコ・スロットの存在に非難の声を上げにくい状況になっている。そのうえ、政府内の他の省庁も、自分たちの占有権を主張できる公営ギャンブルをもっている。農林水産省が競馬、経済産業省が競輪とオートレース、国土交通省が競艇、総務省が宝くじ、文部科学省がサッカーくじという具合である。

つまり、わが国のギャンブル行政はタテ割り行政の典型であり、国家的視点からこれらを統括制御する仕組みを欠いている。ここに、鹿を指して馬となす欺瞞が半世紀以上にわたって続けられている理由を指弾できる。

四　病的ギャンブラーの年齢と性差

私が調査した病的ギャンブラー一〇〇名の初診時年齢の平均は三九歳であり、二三歳から七〇歳まで幅広かった。このように病的ギャンブラーが治療の場に姿を見せるのは、中年になってからである。しかしギャンブルそのものの開始年齢は驚くほど早く、最年少が一三歳で、父に連れられてオートレース場に行き、券を買った例だった。平均すると、二〇歳である。

ギャンブルを開始して、いつ頃からギャンブルが病的になったかの線引きは難しい。とはいえ、借金が始まればもう病的ギャンブリングになったと見なしていい。借金開始年齢の平均は二八歳である。

つまり、わが国での病的ギャンブリングは大筋でみて、二〇歳でギャンブルが開始され、その八年後にもう借金が始まり、それから約一〇年して治療の場に現れると言える。

調査対象の一〇〇名中女性はわずかに八名だったので、正確な数字にはならないものの、印象としては、女性はギャンブル開始年齢が男性よりは遅く、借金開始までの年数も男性よりは短い傾向があった。換言すると、女性は男性に比べて、ギャンブルに短期間にはまり込むと言え、これはアルコール依存症でも同じ傾向が見られる。アルコール依存症では、初飲から依存症になるまでの年数は男性の半分と考えられている。

調査での男女比はおよそ九対一だった。これが一般人口中の病者の実際の男女比を反映しているかといえば、そうではなかろう。アルコール依存症でも、治療の場に現れる割合は、男性に比べて女性はぐっと低くなっている。アルコール依存症にまとわりつくスティグマが、治療を受けにくくしている事情が、病的ギャンブリングについても言えるのかもしれない。

　一方で、わが国の一般家庭で通常家計の財布の紐を握っているのは妻であり、自由にお金を工面できるところに、病的ギャンブリングを潜在化させている可能性がある。

　欧米諸国では、性差と年齢層によってのめり込むギャンブルが、ある程度異なっている。青年層はスポーツくじやロト、ビンゴであり、中年ではカジノと競馬、高齢者ではビンゴとなる。

　男性優位となるギャンブルは、カードやスポーツくじ、ルーレット、競馬やドッグレースであり、女性はもっぱらスロットとビンゴという色分けがなされている。

　ところがわが国では、パチンコ店が野放し状態のため、老いも若きも、男も女も軒なみパチンコ・スロットが主要ギャンブルになってしまう。

　実際、パチンコ店に足を踏み入れてみると、女性の多さに驚かされる。若い女性ももちろんだが、年金暮らしに違いない高齢女性の姿もあちこちに見られる。

　店内に設けられた託児所や、ＡＴＭなどの現金引き出し機も、女性客を魅きつける手立てに違いない。またパチンコの機器自体も、女性に人気のある韓国ドラマの映像を取り入れていて、業界が女性を標的にしている戦略が丸見えではある。

　そのとどのつまりが、店内に設けられた冷蔵庫つきのロッカーだろう。買物に出た主婦は生鮮食品を手にしており、そのままではパチンコ店にはいるのに二の足を踏む。しかし冷蔵庫つきのロッカーがあれば、生ものはそこに入れ、何時間でもパチンコ・スロットに没頭できる。

こうした状況がはたして正常な国のあり方なのだろうか。ギャンブルに対して、わが国はあまりにも野放図な状況を放置しているとしか思えない。

五　ギャンブル地獄の若年化

病的ギャンブラーの学歴が予想外に高い事実は、一五年前にアルコール依存症者について調べたときに気がついた。病的ギャンブリングを合併しているアルコール依存症者と、そうでないアルコール依存症者を比較した際、有意に差が見られたのが、教育年数と警察による保護歴だった。つまり病的ギャンブリングを合併している群のほうが、学歴が高く、警察のやっかいになった率も高かったのである。

改めて病的ギャンブラー一〇〇名の学歴を見てみると、四二名が大学卒以上であった。大学中退は一五名、大学生は一名、専門学校と短大卒が九名なので、これらを合計すると六七名となる。これは対象者の初診年齢が三九歳であることを考え合わせると、一般人口よりも高学歴だと言える。

他方、病的ギャンブラーがギャンブルに手を染めた平均年齢は前述したように二〇歳である。彼らの高学歴を考慮すれば、わが国の病的ギャンブラーは、多くが学生時代にギャンブルを始めていることなる。

学生時代にギャンブルにのめり込むと、勉学はおろそかになる。大学中退が一四名と比較的多いのはその現れとも見なせる。

問題なのは、若者に対してギャンブルの恐ろしさを説く施策が、わが国には一切ないことである。煙草やシンナー、覚醒剤などの薬物中毒、アルコール依存症に対しては、教育現場でもようやく警鐘が鳴らされるようになっている。テレビによるアルコールのＣＭにも制限時間帯が設けられている。しかし、ギャンブルに対しては無策が続き、テレビでのパチンコ関連のＣＭは早朝から深夜まで無制限で垂れ流される。わが国の若者は思春期からギャンブル行為に順化されているのである。

ギャンブルの若年化は欧米でも確かめられている。ドイツで治療を受けている病的ギャンブラー四八名の集計では、スロットの平均開始年齢は一九歳、ルーレットが二八歳である。米国で電話調査した患者では二二歳、スペインで治療中の患者では、男性二四歳、女性三二歳でギャンブルを始めている。

英国で一二歳から一五歳の中高生一万人あまりをアンケート調査した結果では、病的ギャンブリングとは言えないまでも、その前段階の問題ギャンブリングが五・六％もいる。そのギャンブルの種類はスロットとスクラッチ式のロトである。スコットランドの調査でも、一一歳から一六歳までの若者二〇〇〇名あまりにアンケートを実施して、問題ギャンブリングが九％にも及ぶという結果を出している。そのときのギャンブルは圧倒的にスロットが多い。

私の調査でも、若年で開始したギャンブルのほとんどは、スロットとパチンコのいずれか、あるいは双方だった。若者にとって、パチンコ・スロットが最も手近にあるギャンブルになっている。

注目すべき貴重な調査に、治療中の患者一二五名を、自殺と関連づけてギャンブル開始年齢を比較した米国の報告がある。自殺企図のある一五名で一五歳、自殺を考えたことのある六〇名で一九歳、自殺は考えたことのない五〇名で二三歳である。要するに、年少時にギャンブルを始めれば始めるほど、病気は深刻化し、自殺企図にまで行き着きやすい。

考えてみればこれは当然であり、青少年が学業や社会的地位を得る前にギャンブル嗜癖に陥れば、回復はより困難になり、早晩絶望の淵に立たされる。

こうしたギャンブルの若年化に対しては、欧米各国でとみに専門家から施策提案がなされつつある。国内にカジノもなく、ギャンブルといえばスロットとロトくらいしかないノルウェーでは、病的ギャンブラーは成人人口のわずか〇・六％にとどまっている。にもかかわらず、精神科医を中心とした専門家たちは、スロット機器を通常の飲食店から規制された特別区に移すべきだと主張する。カナダでは、青少年に対してアルコール、タバコ、薬物の教育はなされているが、ギャンブルについては何も実施されておらず、早急にギャンブルの病害征圧予防プログラムを実施すべきだと、精神科医たちが提唱している。

ひるがえってわが国の現状を見ると、ギャンブルの病害に対して、精神医学界も教育界も全く目をつむっている。それどころか、パチンコ店と同じく、どこへ行ってもゲームセンターが花盛りである。青少年はギャンブルの予防教育を受けるどころか、ゲーム機器によってギャンブルの予行を奨励され、ギャンブルへの助走を煽動されている観がある。

六　ギャンブル地獄での負債

病的ギャンブラー一〇〇名に関する私の調査では、ギャンブルで一日に使った最高額も尋ねている。回答したのは九八名である。最も多かったのが一万円以上一〇万円未満で五九名、一〇万円以上一〇〇万円未満が三二名、一万円未満はわずか一名、一〇〇万円以上が四名いた。

一日で一〇〇万円以上がつぎ込まれたギャンブルの種類は、私設カジノ、バカラ賭博、花札賭博、野球賭博、賭け麻雀だった。違法ギャンブルになると、一日の賭け金がぐんと大きくなることが分かる。

私のクリニックを初診するまでに使った金額については、九三名が回答している。最低は五〇万円、最高が一億一〇〇〇万円だった。平均すると、約一三〇〇万円である。最高額の一億一〇〇〇万円はパチンコ・スロットだけでなく競馬にも使われており、もちろんこのとき、両親が借金の肩代わりをし、貯めた年金や、先祖代々の田畑、山林もその代価になっていた。

初診時の負債額については九六名が回答した。自己破産でゼロになった患者もいる一方、最高額の患者は六〇〇〇万円であった。平均すると約六〇〇〇万円の負債をかかえていた。

借金の債務整理をした患者は、一〇〇名中二八名にのぼっていた。その内訳は、自己破産が四名、簡易裁判所の調停委員が仲介にはいる特定調停が七名、法律家に依頼して債務圧縮をはかる任意整理が一三名、再生計画を地方裁判所に出し、減額された債務を分割払いする個人再生が四名である。

これまでにギャンブルにつぎ込んだ最高額一億一〇〇〇万円は、調査が終了したあとに新患となった患者によって記録が破られた。その額は一億六〇〇〇万円である。こうした多額の金額は、もちろん患者本人の財布から出るものではない。例外なく、家族か親族が幾度となく借金の肩代わりをしてやった結果である。

病的ギャンブラーの病歴をとっていて驚かされる事実は、このような家族や親族による借金の尻ぬぐいの多さである。

借金の尻ぬぐいは、男性ならまず結婚前に行われることが多い。新しい人生の開始にあたって、借金があったのではまずいという親心が尻ぬぐいに走らせる。そこには、結婚すればギャンブル癖も治るだろうという希望的思考が働いているのかもしれない。もちろん結婚する相手の女性には、当人のギャンブル癖は内緒のままである。

しかし病的ギャンブリングは、治療をしない限り進行し、自然治癒もないので、結婚後しばらくするとギャンブルが再開される。当然のことながらどこかに借金ができる。本人の両親は、またかという思いで、今度こそは心を入れかえてくれよと願いつつ、再び金を出す。金輪際ギャンブルをしないという誓約書を書かせながらである。ところが、このときも治療が始まっていないので、ギャンブルが止むことはありえない。旬日ののちにまたギャンブルが始まる。

このギャンブル熱は、子供ができるとさらに過熱しやすい。妻の注意が育児のほうに向いてしまうので、ギャンブル用の時間もつくり出しやすいのだ。そしてまた借金が始まる。泣きつく先は、両親だけでなく、兄弟姉妹や、妻の両親かもしれない。けなげな妻なら、子供を預けて、自分が働きに出ることもある。そうやって、親類縁者に頼らずに借金を返そうというのだが、これも多くは焼け石に水である。

借金の肩代わりで、病的ギャンブリングがやむことは、万に一つもありえない。尻ぬぐいは逆に、病気を悪化させる。最初は一〇〇万円ですんだ尻ぬぐいが、一年後には確実に増え二〇〇万円になり、二年後には三〇〇万円に増えるのが通常である。

それではギャンブルによる借金は、どうすればよいか。本人がこしらえた借金だから、配偶者であっても払う必要はなく、まして親兄弟、その他の親族が払う必要もない。

本人の借金は本人に支払わさせる。何十年かかろうと支払わさせる。これが鉄則である。支払いができないくらいの巨額であれば、自己破産が最適である。本人に一定の収入があって、少しずつでも返済できる見込みがあれば、先述した三種の債務整理のうちのどれかを選択するのがいい。ゆめゆめ尻ぬぐいをしてはいけない。

病的ギャンブラーの負債を肩代わりするのは、覚醒剤が切れて苦しむ中毒患者に覚醒剤注射をしてやるのと似ている。病気は確実に進行する。

この困窮状態に追い込まれてこそ、患者は初めて治療のレールに乗ることを決意するのである。

七　病的ギャンブリングの二大症状

病的ギャンブリングの多様な症状については、第三節の診断の各項目をたどれば理解できる。しかし、最も簡便な見分け方、つまり代表的な症状は二つ、借金と虚言である。

ギャンブルによる借金が始まれば、もう確実に病的ギャンブラーと言える。第三節で述べた三種類の診断基準のうち、三番目のＳＯＧＳが借金を重要視しているのもそのためである。

もう一つの顕著な症状が虚言である。相撲界の野球賭博が問題になった当初、槍玉に挙げられた力士たちはこぞってギャンブルを否定し、暴力団とのかかわりなどないと答えていた。こうした嘘は病的ギャンブラーにはお手のものであり、嘘は通常、二重三重四重と塗り固められる。

世間では嘘八百という言葉があるが、病的ギャンブラーの嘘は八〇〇〇でも八万でもきかない。私の患者が、「一日で少なくともタバコの本数だけは嘘をついていました」と言ったことがある。一日何本のタバコをのむのか尋ねると二箱という返事で、それを二〇年、ギャンブルも同じ年数続けてきたのだと言う。一日四〇本、ひと月で一二〇〇本、一年で一万四四〇〇本であるから、二〇年で二八万本になる。嘘の数もそれくらい口から出た計算になる。

病的ギャンブラーは朝目が覚めて夜寝つくまで、絶えず嘘を考えている。どう嘘をついてギャンブルする金を手に入れるか、どんな嘘が最適か、問い詰められたときはどんな嘘で、こしらえた借金を弁明するか、ギャンブルに費やす時間を捻出するのにどんな嘘で切り抜けるか。嘘の上に嘘の上塗りをするので、本人もどこまでが嘘で、どこまでが本当なのか、分からないほどになっている。

昔から「嘘は泥棒の始まり」と言われているように、人生を嘘で固めていくと、反省や内省が失われていく。要するに、経験や失敗から学ばなくなる。

こうなると、人間の性格は変化していく。病的ギャンブラーになってしまうと、一様に〈見ザル、聞かザル、言わザル〉と化す。

自分がギャンブル地獄にはまっている現状を見ようとしない。この地獄に陥って一〇年二〇年となり、地獄の度合いは日々深刻化しているのに、その現実が眼にはいらない。いつでも地獄から脱け出せるとタカをくくっている。

そんな哀れな状態にあるのだと他人が忠告、助言をしても、決して聞き入れない。それどころか、他人の批判や非難、叱責にはピタリと耳を閉ざしてしまう。逆ギレするか馬耳東風を地で行く。そして〈言わザル〉だから、自分の気持ちを他人に打ち明けることがない。胸襟を開いて話すなどという行為からは、正反対の極地にいる。これは病的ギャンブラーと一緒に暮らしている配偶者が、身に沁みて感じている。長年つれ添っていても、相手が何を考えているのか、さっぱりつかめないのである。

この三ザル状態のなかでは、友人などできるはずがない。親友などなおさら望めない。友人や、先輩後輩の親しいつきあい、師弟関係などは、胸の内を伝えてこそ初めて可能になる。心を閉ざしたまま一〇年二〇年と生きていくうちに、家族の気持ちは離れ、友人も去り、先輩からは相手にされず、後輩も慕ってこない。師などは全く存在しなくなる。

唯一それらを引きとめる手段として、病的ギャンブラーが使う手口は、物である。自分は借金まみれなのに、大物ぶりを発揮して、同僚に大盤振る舞いをし、後輩にはおごってやる。そして借金はいやがうえにも増えていく。

しかし病的ギャンブラーにはこの逆立ちした哀れな現状が見えない。こんなことではいけないという危機感が頭をかすめても、「どうにかなるさ」の捨てバチ気分で追い払ってしまう。

八　地獄であえぐ家族

度重なる借金に悩まされ、何千何万と繰り出される虚言に翻弄される状態が、一〇年二〇年も続くと、家族が病気にならないほうがおかしい。

調査した病的ギャンブラー一〇〇人のうち、六五名に配偶者がいた。その中で一〇名（すべて妻）が精神科的疾患で、目下よその診療所で治療中であった。一〇名の疾患の内訳は、六名がうつ病であり、あとは一名ずつパニック障害、不安障害、自律神経失調症、不眠症である。何と一五％の配偶者が悩んでいる結果になるが、まだ治療を受けていない配偶者を克明に調べてみると、精神科的な病気の割合はぐっと上がると思われる。現に、病的ギャンブラーの夫が治療を受けるようになって、妻も抑うつやパニック障害、不安障害で私の診療所に通院を開始した例がいくつもみられた。

配偶者が悩むのは何も精神疾患とばかりは限らず、身体症状にも苦しまなければならない。

米国のある報告では、ＧＡや家族の自助グループであるギャマノン（Gam-Anon）に参加している病的ギャンブラーの妻五〇〇名にアンケート調査をしている。抑うつ・自責の念・自殺念慮・絶望感などの精神症状とともに、頭痛・下痢・便秘・眩暈・息切れ・動悸・喘息・腰痛・高血圧などの多彩な身体症状が見出されている。

家族が何度も何度も、病的ギャンブラーに裏切られるのは、相手をまともな人間だと思うからである。まともな人間であれば、意志があり、失敗から学び、良心をもちあわせているはずである。ところが、病的ギャンブラーはそのいずれとも無縁である。嘘八百どころか嘘八〇万の〈見ザル、聞かザル、言わザル〉人間だから、まともな人間であろうはずがない。人間の顔をしたオニと言うべきかもしれないが、オニはギャンブルも借金もしない。では人間の顔をしたロボットと称すべきだろうか。いや、これではロボットに悪い、と私は思っている。ロボットは嘘をつかないからだ。

嘘のつき通しだから、病的ギャンブラーは何度失敗しても反省がない。そこに良心などはなく、普通の人が期待する〈改心〉など起こりようがない。

通常の人間だと思うからこそ、徒労感に襲われる。家族と患者自身が陥っている最大の誤謬は、病的ギャンブラーに〈意志〉があるという思い込みである。

病的ギャンブラーには、もはやギャンブルに対する〈意志〉は存在しない。制御機能が働かないのである。

あるとき、父親に連れられて若い病的ギャンブラーが私の診療所を初診した。若年にしてもあまりの重症であり、大学も留年中だったから、私は入院治療を勧めた。しかし患者はしぶり、「先生、意志の力で何とかもう一度やってみます」と言い放った。すると後ろに控えていた父親がこう叫んだのである。

「馬鹿モン！　お前の〈意志の力〉はもう三百回くらい聞いたぞ」

病的ギャンブラーに〈意志〉はない。

それでは〈意志〉はどこへ行ったか。私は冗談に、「〈石〉となって道端にいくらでも転がっています」と答えることにしている。

相談に来た家族から、「先生、家族として何か対応の仕方はありますか」とよく質問を受ける。

家族としての対応は、実はない。Aという対応をしようが、Bという対応をしようが、Cという対応をしようが、一切効果はない。本人の病気だから、家族といえども他人がとって代わってやることはできないのだ。もし、いい対応の仕方でもあれば、一〇年二〇年の間に、とっくに奏功しているはずである。

唯一、借金の肩代わりだけは、病気を重くするだけである。

その他の対応は、治療が始まらなければ、何をやっても無駄である。

しかし、治療が始まれば、家族としての対応の仕方は、いろいろある。これについては後述する。

九　ギャンブル地獄での犯罪

病的ギャンブラーに警察での補導歴が多いのに気づかされたのは、一五年前にアルコール依存症に合併した病的ギャンブリングを調べたときだった。前にも述べたように、アルコール依存症だけの患者より、病的ギャンブリングが合併した患者のほうが、警察のやっかいになる回数が多かった。

米国の調査では、GAの会員の二一%、退役軍人病院で病的ギャンブリングの治療を受けた四六%に逮捕歴がみられている。オーストラリアの研究では、治療を求めに来た患者七七名とGA会員三二名を対象に調べて、約半数が不法行為をしたことを認めている。不法行為をした者のうち二割が逮捕歴を有している。主な犯罪の内容は着服と不法家宅侵入、窃盗である。

刑務所内における米国の調査では、一般受刑者の二五%に病的ギャンブリングがみられるとの結果を得ている。

私が調べた一〇〇名中で、警察に逮捕された過去をもつ患者は四名いた。それぞれの犯罪は万引き、ひったくり、シンナー吸引、二回の窃盗である。このうちシンナー吸引は病的ギャンブリングになる前だから、ギャンブルとは直接の関連はない。

この調査のあと初診した女性患者は、病院で医療機器を盗んでの逮捕歴があった。

病的ギャンブラーは良心をなくし、意志も失ってしまうと前節で強調したが、そうなると目の前にぶらさがるギャンブル欲求にブレーキをかけるものは何もない。善悪の区別もつかなくなり、犯罪であろうとなかろうと、金の工面が優先してしまう。

そんな例は、毎日報道される新聞の社会面を読んでいると、いくらでも抽出できる。この四、五年の事件を列挙してみる。

二〇〇六年一月、仙台で赤ん坊の誘拐事件があったが、犯人は幼稚園のＰＴＡの元会長であり、毎日夫婦でパチンコ店に出かけ、六〇〇〇万円の借金があった。

同じ頃、山口県で若夫婦が二人の子供を道連れに無理心中を図っている。夫婦はギャンブル三昧の生活をし、借金まみれだった。

北九州ではこの年、保険金殺人事件を起こした三人が逮捕された。主犯格の女は、夫と車に同乗して海に突っ込み、自分だけ脱出して助かっている。保険金も手にし、夫の預金もおろしていたこの妻は、麻雀やパチンコで数百万円の借金があった。

競馬その他のギャンブルにはまった四五歳の大手銀行の行員が、約一三億円の横領で逮捕されたのもこの頃である。

このあと岡山県の小学校校長の行為が新聞沙汰になった。校長室で昼間から競艇の情報を逐一電話で入手していた。懲戒処分を受け、依願退職となっている。

二〇〇七年一一月には、鹿児島で五〇代の夫婦が木刀で撲殺され、自宅裏庭に埋められていたのが発覚した。犯人は次男で、父親もこの息子もどっぷりパチンコにはまり、借金まみれだったという。

二〇〇八年四月には、やはり鹿児島のパチンコ店の駐車場で一歳七カ月の男児が熱中症で死亡している。母親はパチンコ店でパチンコに夢中になっていたのだが、この種の重過失致死罪は、もう毎年の恒例になっている。

一〇月には大阪で個室ビデオ殺人事件が起きた。一六人を死に追いやった四六歳の犯人は、競馬とパチンコに溺れて妻子からも去られ、家も失い、職もなくし、犯行の半年前には生活保護を受けるようになっていた。死ぬつもりで放火した挙句、熱くて逃げ出し、他人が巻き添えになったのだ。

二〇〇九年一月には北九州市で弟が姉を殺害している。この無職の五四歳の男は、毎日パチンコばかりして、母親の香典もパチンコに使い、姉から叱責されたため、カッとなりタオルで姉の首を絞めたわけである。男は逮捕時もパチンコ店にいたという。

五月には下関市で、母子三人の死体が床下から発見された。犯人はパチンコ三昧の生活をしていた三五歳の男だった。

六月、ボクシング部に所属する大学生二人が大阪府警に逮捕されている。二人はスロットにのめり込み、金欲しさから強盗や暴行事件十数件を起こした。

九月には福岡県で、七二〇〇万円を積んだ現金輸送車を乗り逃げした事件があった。犯人は六五歳の男で、競艇に入れあげ、サラ金に多額の借金があったらしい。

一二月には大分県で、二件の着服事件が報道された。ひとりは信用金庫の職員、もうひとりは農協職員で、パチンコ三昧の生活の果てに顧客の預金を着服したものである。

二〇一〇年一月には、競艇に溺れたタクシー運転手が、元同僚を殺して、一六〇円を奪っている。

病的ギャンブリングに関連する犯罪で、私がいつも思い出すのは、二〇〇六年七月に起きた母親殺しである。有名大学四年の息子は授業にも出ず、スロットに興じていたという。母親をハンマーで殴り殺し、金を奪い、スクーターで行きつけのパチンコ店に直行している。このとき男子学生の頭の中は、金とスロットで占められていたはずである。

一〇　自助グループこそ生還の道

第八節で、病的ギャンブラーは〈見ザル、聞かザル、言わザル〉になることを強調した。この三ザル状態にある患者には、通常の精神療法など効果がない。自身の置かれている状況を説明する治療者の言葉など、耳に入れず、自分が何を考えているのか、気持ちを吐露しないので、対話そのものが成立しないからだ。

善意の忠告や助言の裏にも、患者は非難の色を読み取り、耳を塞いでしまう。「どう思っているか言ってみろ」の誘いも、責めの言葉ととってしまい、決して心を開こうとしない。甲羅の中に首と手足を引っ込めてしまった亀の状態と思えばいい。辛抱強く待った先に首と手足を出しても、ちょっとした物音に叱責の刺激を感じて、また引っ込めてしまう。

こうした他人との交流を一切絶ち、いわばギャンブルに魂を奪われた氷結状態を、知らず知らず融解してくれるのが自助グループである。病的ギャンブリングに対する自助グループの代表は先述したGAで、日本での創設は一九八九年、その後着実に数を伸ばし、二〇一〇年一一月現在で四四都道府県一一七グループを数える。

GAが使うテキストは、アルコール依存症の自助グループAA（アルコホリックス・アノニマス）のそれを少し改変したもので、一二ステップから成り立っている。このステップに沿って、一時間ないし二時間のミーティングが行われる。

参加者はすべて病的ギャンブラーである。その家族や医療関係者が加わることもあり、会員の同意があればマスメディアの取材記者の参加も認められる。

進行係は古株の会員が務めたり、回り持ちで毎回替わったりして、グループ毎にやり方は多様である。

通常の会議と根本的に違うのは、GAのミーティングは討議の場ではないということである。ステップのテーマに沿って、自分のことだけを順番に話す。話したくない者はパスしてもいい。まさに言いっ放しの聞きっ放しで、発言に対するコメントも批判も禁止されている。最後の結論ももちろんない。時間が来れば、次の回の司会者を決めて解散となる。

はたしてこんな集まりで、ギャンブル抑止の効果があるだろうかと、初回参加の当事者や家族、医療従事者は思う。

しかし何度も出席しつつ、よく考えてみると、この会合が極めて特殊な構造になっていることが分かる。まず主役となる参加者は病的ギャンブラーばかりであり、かつ匿名を使っているので、上下関係がない。なるほどそこには一〇年ギャンブルをやめている病者もいれば、参加してひと月しか経っていない病的ギャンブラーもいる。とはいえ、彼らは等しく病人であり、一〇年やめている者がひと月しかやめていない者より偉いということにはならない。

従って、押しつけがましい忠告や助言、批判、叱責とは全く無縁のまま話は進んでいく。ひとりの発言が終わると、全員が拍手をして次の発言に移る。そして司会者が、最後にとりまとめの結論を口にすることもない。

初めての参加者は拍子抜けするに違いないが、少なくとも内面には大きな変化が生じる。誰ひとり自分を責める者はいなかったし、ぼそぼそとした発言にもみんなは拍手をしてくれた。自分ではもう決してギャンブルをやめられないと思っていたのに、ここには三年も四年もやめている者がいる。しかも自分よりは何倍も重症だったと思える人がである。地獄を見たに違いないのに、今の明るさはいったいどこから来るのだろう。

病的ギャンブラーの〈三ザル〉状態が氷解し始めるのはこのときである。他の似たような病的ギャンブラーを見て、自分もそっくりだと感じる。他の会員の発言にも、いつの間にか耳を傾けている自分がいる。これまで他人の話など全く聞こうとしなかった自分がだ。さらには、人前では沈黙して一切口を開かなかった自分が、一〇人二〇人を前にしていつのまにか三分もしゃべっているのだ。

このようにして、病的ギャンブラーは誰からの忠告も助言も叱責もなく、自分が正しく踏み出す道を見出す。全くの自発性によってである。

自助グループには、病的ギャンブリングの他にもアルコール依存症や買物依存、性依存なども一緒に受け入れている所もある。しかしやり方はＧＡと軌を一にしている。

私は治療の王道として、週一回以上の自助グループ参加と、月一回の通院を勧めている。通院については後述するが、自助グループの参加は、週一回以上しなければならない。できれば週二回、三回がよい。幸い私の診療所がある北九州・下関地区では、毎日どこかで複数の自助グループのミーティングが開かれている。

自助グループに、なぜ週一回以上参加しなければならないのか。それは自助グループのワクチン効果は一週間しか続かないからである。

一〇年二〇年と培われたギャンブル欲求は、脳の奥深く、強固に巣食っていると言っていい。一〇年二〇年ギャンブルをやめていようが、その病巣は消えない。活火山のように、隙あらば爆発しようと機をうかがっている。自助グループ参加で、その衝動を当座抑えているだけである。

二週間、三週間と自助グループ欠席が続くと、衝動が頭をもたげてくる。あれほど、自分にギャンブル断ちを誓ったのにである。

現在わが国のGAの数は、病的ギャンブラーの数の多さに比べて絶対数が不足している。GAのない県すら存在する。精神保健行政の担当者は、自分が奉仕している県や区や市に、いくつのGAがあるか、知っておくべきである。

しかし今後GAは急増していくはずである。私は各市に一つ、政令都市では区に一つくらいあってもいいと思っている。ちなみにニューヨーク市では、月曜日に一一カ所、火曜日は一〇カ所、水曜日一三カ所、木曜日一一カ所、金曜日五カ所、土曜日五カ所、日曜日には七カ所でGAのミーティングが開かれている。いずれわが国もこうなるはずである。

そしてこのGAの最終目標は、単にギャンブルをやめることではない。断ギャンブルは、GAの会員がめざす生き方の副産物に過ぎない。GAの目標は人間性の回復である。人間性といっても抽象的なので、GAは以下の四つ、思いやり、寛容、正直、謙虚を提唱する。思い返すといい。病的ギャンブラーは思いやりなど爪の垢ほどもなく、非寛容で他人を攻撃し、不正直を地でいき、謙虚の反対で横柄そのものである。

ところが週一回以上GAに通い出すと、確実に人間が変わってくる。余裕ができ、人を思いやり、言い争いはせず、嘘をつかず、謙虚さが身につく。患者本人も驚くが、診察している私自身はそれ以上に驚かされる。まさに病的ギャンブリングは生活習慣病であり、自助グループ参加は一種の生涯教育と言える。

考えてみると、こういう人間性回復の場は、一般人には全く与えられていない。会議といえば討論のし合いであり、職場では陰口をきいたり、足の引っ張り合いである。ＧＡに週一度参加させてもらっている私も含め、時折交代で臨席するコメディカル・スタッフも、こうした集まりは他にもっていない。自助グループに参加し続けてギャンブルをやめている患者が、「病的ギャンブラーになってよかった」と言うのにも、私は心の底から同意する。

一一　通院治療と入院治療

週一回以上の自助グループ参加が病的ギャンブリングの治療の要点だが、それを補うものとして、通院治療がある。これは月一回で充分である。

外来治療は本人のみ来てもらってもよく、家族同伴でも構わない。治療の内容は全く無機的で、過度な同情や叱責とは無縁である。私は十数項のチェックリストを作っており、それに従って尋ねていく。まず訊くのはこのひと月でスリップ（再びギャンブルをしてしまうこと）したかどうか、していなければ、断ギャンブルが何年何カ月になるか、それは自己新記録の更新かどうかである。次に自助グループへの参加を確かめ、出席の感想を聞く。さらに新たな借金の有無、借金の返済具合、収入管理は誰か、毎日の小遣いはどうしているか、領収書を揃えて小遣い帳はつけているか、携帯電話での家族への連絡はマメにしているかどうかも質問する。

それらの基本的生活態度の次には、嘘をついていないか、仕事は順調か、家族サーヴィスはしているか、余暇の過ごし方、ギャンブルをしそうになってヒヤリとしたこと、などを問う。

これらのチェックにかかる時間は、一〇分から一五分であり、他の通常の患者診察にかかる時間と変わらない。家族の同伴があれば、家族からみた最近の評価を聞く。

断ギャンブルの期間の長さの自己記録更新があれば大いに賞讃する。仮にスリップがあったとしても、それを正直に言ってくれたことを称え、何が誘因になったかを淡々と訊く。そして再度の治療への挑戦を促す。

ギャンブルをやめ続けている患者が異口同音に語るのは、嘘をつかないで生きられる幸せである。私は心から同感する。

こうした外来治療は、特別な技術など必要ない。精神科医であれば誰でもできることである。にもかかわらず、病的ギャンブリングに関心をもつ精神科医はまだほんのひと握りである。近くに自助グループはあっても、診てくれる精神科医がいないという患者や家族の嘆きを、私はよく聞かされる。これだけ精神科病院や診療所が増えているのにである。まさしく精神医学と医療の貧困がここにも現れている。

病的ギャンブリングに合併しやすい精神疾患は、うつ病とアルコール依存症である。私が調査した一〇〇名では、一七名がうつ病であり、五名がアルコール依存症だった。合計すると二割を超す。このアルコール依存傾向は、依存とまではいかなくても乱用を含めると、数字はもっと上がると考えられる。ちなみに米国の調査では、入院治療をしている病的ギャンブラーの四割にアルコール依存症や薬物依存があったとする報告や、アルコール乱用と依存の合併が六割にも達したとする報告もあるくらいである。

重篤なうつ病やアルコール依存症を合併していたり、外来治療でうまくいかなかった患者に対しては、入院治療が勧められる。

病的ギャンブリングの治療プログラムをもっている病院はまだ一部にとどまってはいるものの、アルコール依存症を扱っている精神科病院が病的ギャンブリングの治療も行うようになってきている。自助グループのあり方が双方で似ているように、入院治療でもアルコール依存症と病的ギャンブリングは同じやり方が共有できる。

入院治療も、外来治療と同様に健康保険がきく。民間の医療保険にはいっていれば、入院一日当たり三〇〇〇円とか五〇〇〇円の給付金も当然支払われる。

入院する病棟はもちろん開放病棟である。入院期間を一カ月にするか二カ月にするか、三カ月にするか、患者本人が決めるのが通常である。いわば患者自身が主治医である。もし病棟を抜け出してギャンブルをすれば、飲酒をしたアルコール依存症者同様、強制退院させられる。顔を洗って出直して来いというわけである。

入院するとほぼ毎日、勉強会とミーティング漬けになる。あい間に医師の診察がはいり、心理療法士の心理検査があり、担当看護師や精神保健福祉士との面談がもたれる。

院外からは自助グループのＯＢたちがやって来て、院内のミーティングに参加し、また院外のＧＡに患者たちを連れて行く。

こうやって患者は、自助グループの重要性を認識し、自助グループ参加の習慣を身につける。とはいえ入院は決して治療の仕上げなどではなく、治療の出発点であることを忘れてはいけない。

一二　回復途上での試練

治療が始まらなければ、家族は何をしても同じだとは第九節で強調した。逆に、週一回以上の自助グループ参加と、月一回の通院という治療が始まれば、家族としてやれることがいくつかある。

第一は決して借金の肩代わりはしてやらないこと、第二は本人の収入は家族が管理することである。そして第三に、毎日三〇〇円か五〇〇円を本人に手渡すこと、あるいは、財布の中にあるのは一〇〇〇円以下になるように毎日補充してやることである。その際、何に使ったかのレシートをもらうか、小遣い帳を日々見せてもらうといい。もちろん歓送迎会などで出費があるときは、別途に何千円か手渡すのはさしつかえない。このときも幹事から領収書を書いてもらうとよい。

気丈な妻になると、夫の携帯電話にGPSをつけて居場所を調べたり、時々夫に携帯電話をかけ、周囲を写してメールさせる。そうすればパチンコ店や競馬場にいるのもたちどころに判明するというわけである。

皮肉なことに、治療を始めた患者が順調に回復していくのに対して、家族のほうはどこか置いてきぼりにされ、いつまでも疑念を持ち続ける。二〇年、三〇年とだまされ続けてきているので、たとえ本人が半年や一年、三年ギャンブルをやめていても、「またやっているのではないか。借金をどこかで作っているのではないか」という疑いを振り払えない。

この病者と家族の心情の乖離が双方にとって試練となる。

ギャンブルをやめ続けているA患者は、ようやく七年目にして、朝出勤する際の「行って来ます」に、妻が「行ってらっしゃい」と応じてくれたと言う。

三年間ギャンブルをしていないB患者は、一日の勤めを終え、夕食と風呂をすませ、やっと布団にはいったとき、隣の妻から「あんた、またパチンコしているのと違う?」と訊かれた。カッとしたもののここで怒っては大喧嘩になる。「やっていない」と静かに答えた旨報告してくれた。妻としては、またどこかで夫がこっそりパチンコをしていないか、疑惑をぬぐいきれず、ふとした拍子に口に出てしまうのだ。

Ｃ患者は四年ギャンブルをやめているのに、妻が子供を叱る際、何かにつけ「あんたはお父さんそっくりね」と言われるらしい。

Ｄ患者は、家計が苦しくなるたび妻から「あんたがあの時ギャンブルにお金を使わなかったら」と、昔のことを持ち出されると言う。

三年間ギャンブルをやめている若いＥ患者は、テレビで親孝行な子が出るたび、「世の中には感心な息子がいるもんだね」と言われ、若者の犯罪が報道されると「お前も下手するとこんなになっていた」と当てつけられる。

Ｆ患者は五年間パチンコをやめ、毎日三〇〇円の小遣いで生活しているが、いまだに妻は、「一円パチンコができたようだけど、あなた行っていないでしょうね。三〇〇円でもやれるのだから」と疑う。

四年近くスロットをやめているＧ患者は、新聞の記事を基にして何か言ったところ、妻から「それは嘘やろ」と言下に否定された。当の新聞を見せて「ちゃんとここに書いてある」と反論したところ、「あんたが言うから嘘よ」と一蹴されたと言う。

このように、病的ギャンブラーの家族は、過去の亡霊に五年、一〇年にわたってつきまとわれる。ギャンブルをやめている本人が、「もう大丈夫だ、信用してくれ」と言っても、おいそれと信用する気にはならないのだ。

家族におけるこれらの疑いを少しでも薄くするためには、ギャマノンへの参加が有効である。

ギャマノンでも、参加者は匿名を使う。ここでのミーティングも、言いっ放しの聞きっ放しが原則である。正直に自分の話をし、同じ仲間である家族の話を聞くのみである。話したくないことは話さなくてもいいし、互いの話が外に漏れることもない。参加者はそこで病的ギャンブリングがどういう疾患かを知り、ギャンブルの問題への効果的な対処方を学ぶことができる。家族自身が落ちつきと心の平安を得て、自分自身と向き合うことになる。そうやって、病的ギャンブラーに振り回される人生と訣別していく。

悩みというのは、信頼できる誰かに打ち明けることで軽くなり、悩みそのものを客観的に見つめられるようになる。病的ギャンブラーに過度の期待をするのも、自分自身に過度な期待をするのも、同じように生き方を堅苦しくしてしまう。ギャマノン参加によって、家族自身が肩の力をぬいて無理のない生活が送れるようになればしめたものである。病的ギャンブラーと家族のすれ違いは少しずつ少なくなっていく。

わが国では、このギャマノンはＧＡから遅れて発足したものの、その発展は目ざましく、二〇一〇年七月現在で九二グループを数える。今後もＧＡとギャマノンは車の両輪として確実に増加していくはずである。

おわりに

わが国における現在のギャンブル地獄の実態と、生還の方法を詳細に述べた。残る議論は、この疾患を精神科診断のどこに分類すべきかという問題である。

病的ギャンブリングは、この三〇年間、万引きや衝動的買物、放火癖などと一緒に、衝動制御障害の中に位置づけられている。

確かに病的ギャンブリングになると、ギャンブルはもうこりごりと思いながらも、衝動にかられると抑制できず、ギャンブル場に身を置いてしまう。

ところが他方、アルコール依存症でも、飲んではいけないと思いながらも、飲酒欲求ないし衝動が起こると、アルコールを口にしてしまうのだ。そうなると、依存と衝動制御障害の違いは明確でなくなる。

病的ギャンブリングはギャンブル依存症と一般的に称されているように、臨床的にも依存症と考えたほうが理解しやすい面がある。とはいえアルコール依存症や他の薬物依存と、病的ギャンブリングの大きな違いは、前者では化学物質が体内にはいり込むのに対し、後者ではないという事実がある。物質が体内にはいり込むから、その物質に依存状態になることは理解しやすい。しかし物質も何も体内にはいり込まない病的ギャンブリングまで、依存と称していいのか。苦肉の策として前者は化学的依存（chemical dependence）、後者は非化学的依存（non-chemical dependence）と言われるようになった。

しかし二〇〇〇年以降、神経内科の分野で思いがけなく病的ギャンブリングが注目され始めた。治療中のパーキンソン病の患者が、それまでギャンブルに縁がなかったにもかかわらず、ギャンブルにはまり出す症例が報告され出したのである。

パーキンソン病は、脳内にあってドパミンを産出する黒質が減少する病気である。治療としては、ドパミン類似の働きをするドパミン作動薬を内服させる。患者は症状を軽くしようとするあまり、医師の処方量以上に薬を服用してしまいがちである。その挙句、患者は家族が驚くのを尻目に、カジノや競馬場に出入りしたり、日本国内であればパチンコ店に足繁く通い出すのである。

この事実から、病的ギャンブラーの脳内で神経伝達物質であるドパミンが増加しているという、四半世紀来の研究結果が再確認された。そして提唱され始めたのが、行動自体も、薬物と同じく、過度に繰り返すことによって依存状態になるのではないかという見解である。

そしてこの場合、依存（dependence）ではなく、嗜癖（addiction）と考えたほうが、理解しやすくなる。例えば少量の睡眠薬を飲み続けていると、それがない夜は眠りづらい。かといって、何とかして睡眠薬を入手しなければならないとまでは思わない。これは依存である。しかし、少しずつ服用量が多くなり大量の睡眠薬が必要となれば、あらゆる手段をとってでも睡眠薬を手に入れようとする。これは病的な嗜癖である。

従って、薬物も行為も度が過ぎた反復を繰り返せば、同様の嗜癖になるという見解は理にかなっている。その意味で、病的ギャンブリングは、今後、〈行為および物質の嗜癖（behavioral & substance addiction）〉としてとらえられるのではないだろうか。

その中には他にもインターネット依存やゲーム依存、盗撮や下着泥棒、アダルトビデオ依存などが含められる。今後、病的ギャンブリングは、〈行為の嗜癖〉の代表格として、病理と治療、そして予防の面でますます重要な疾患になるに違いない。

興味ある読者には以下の文献が参考になる。

1. 帚木蓬生『ギャンブル依存とたたかう』新潮社、東京、二〇〇四年。
2. 帚木蓬生『やめられない――ギャンブル地獄からの生還』集英社、東京、二〇一〇年。
3. 森山成林「病的賭博」『九州神経精神医学』三八：一二九―一四〇、一九九二年。
4. 森山成林他「アルコール依存症に合併した病的賭博」『精神医学』、三六：七九九―八〇五、一九九四年。
5. 森山成林「病的賭博における離脱・乖離症状および気分障害」『アルコール依存とアディクショ

ン』、一三：一一〇一一一五、一九九六年。
6. 森山成林「ギャンブルの病理」『臨床精神医学』三〇：八四五―八五一、二〇〇一年。
7. 森山成林「外来クリニックにおけるギャンブル嗜癖の治療」『精神療法』、三三：七〇六―七一一、二〇〇七年。
8. 森山成林「ギャンブル依存外来」『精神科治療学』、二三：一〇七一―一〇七七、二〇〇八年。
9. 森山成林「病的賭博者100人の臨床的実態」『精神医学』、五〇：八九五―九〇四、二〇〇八年。
10. 森山成林「ヒト社会のギャンブリング行動」『臨床精神医学』、三八：六一一―六六、二〇〇九年。

本文中で重要性に言及したGAとギャマノンのメールアドレスとホームページは以下のとおりである。

ギャンブラーズ・アノニマス日本
gajapan@rj9.so-net.ne.jp
http://www001.upp.so-net.ne.jp/ga-japan/
ギャマノン日本インフォメーションセンター
info@gam-anon.jp
http://sites.google.com/site/gamanonjapan/

依存と集中力、そして楽しい人生

——達人たちは皆、何かに「はまって」いた

第二章

谷岡一郎

うそをついた瞬間が病気になった瞬間だと私は社会学的に主張しています。

はじめに

依存といえば暗い面だけがとらえられがちでしたが、プラスの面も研究していきたいと考えています。まずざっと依存というものについての総合的な見地、特に社会学的な意味を皆さんに知ってもらうために、いろんなお話をしたいと思います。

私はギャンブル学の研究を八〇年代に始めまして、一九九六年には『ギャンブルフィーヴァー 依存症と合法化論争』（中公新書、中央公論社）という、特にパチンコにはまった人たちを中心とする本を出しました。

それ以前には、まだパチンコにはまるなどという言葉はございませんで、パチンコ依存という言葉も私がつくったつもりでいるのですけれども、あのときに主婦の方々がずいぶん子どもたちを熱中症で死なせてしまった。駐車場の中で子どもたちが犠牲になったという痛ましい事件が九六年に三、四

件と続けて起こりました。そのときに初めて、パチンコというものははまるものなんだ、熱中するものなんだ、時間を忘れるものなんだということを世の中が知りました。

これだけは申しあげておきますが、パチンコ依存症は主婦だけがはまるわけではなく、圧倒的に若い男性がはまっているのです。あのときは、たまたまはまりそうもない人がはまってしまったということが一つの契機となって、ずいぶん話題になりましたけれども、基本的には八対二で男性のほうが多いとお考えください。

パチンコというのは大変よくできておりまして、はまるようにできているのです。機械自体が工夫に工夫を重ねられて、いままで世界中のギャンブルのノウハウをすべてつぎ込んで人間が夢中になってしまうようにつくられたのがパチンコの機械です。

パチスロット、パチンコの機械というのは、例えば「もうすぐ当たりが来るよ」みたいな、リーチなんていうのがあるわけです。リーチが始まった瞬間、みんなはらはらどきどきをし始める、いまかいまかと。はらはらどきどきの時間をどれだけ引き延ばし、どれだけ持続させるかです。

最終的に当たったときに出てくる玉のものすごい勢い。音がぴいこ、ぴいこ鳴って、おめでとうございますと。私はパチンコ場を非現実空間と呼んでおりますが、何パーセントかは非現実空間に入り込んでしまいますと、入ったまま帰ってきたくない、帰れないという人が出てくるわけです。私は、それを少なくともギャンブル依存症というレベルだと考えております。

自発的にやめられる人がいるんだったら、べつに問題はないですし、お金を使いすぎることが問題なのであれば、大金持ちは問題がないのです。ちゃんとコントロールし、日常生活に支障を来さないようにお付き合いできるのかというのが、一番重要なんだと私は考えております。

一　物質依存とプロセス依存

私は依存症というものを図2-1のように分類しております。大きく二つに分けた場合の一つが「物質依存」。物質依存というのはモノを取らないと禁断症状が出てきて、身体が震えて汗が出てきます。つまり習慣的になって、それをやめたときに身体が反応して、心臓が苦しくなったり、汗が出たりということがある場合に身体依存があると言います。コカインやヘロインは身体依存がありますけれども、マリファナのようなソフトドラッグと呼ばれているのは身体依存はほとんどございません。表面的な軽い禁断症状はございます。しかし、やめたからといって、べつに心臓が締め付けられて死ぬわけではないです。ところがヘロインとかコカインになりますと、ある一定のレベルまで進みますと、薬物をやめますと身体に不調を来します。そういう意味で身体依存がキツいという言い方をします。

もう一つの大分類が、「プロセス依存」。これは非物質系で、どちらかといえば、いまの日本人がか

物質依存	薬物	●コカイン ●ヘロイン ●モルヒネ etc.
	嗜好品	●たばこ ●酒／アルコール ●カフェイン ●激辛食品 ●糖分
	その他	●薬品　etc.
プロセス依存	ギャンブル	●パチンコ ●競馬などのレース ●宝くじ
	行為（ネガティブ）	●買い物 ●スピード運転 ●万引き ●暴力
	ネットワーク	●携帯メール／会話 ●ゲーム ●ネット・サーフィン ●ポルノ
	その他	●収集 ●運動 ●活字 ●仕事　etc.

図2－1　依存行為の分類

かりやすいようです。こうなるには心理的なプレッシャーを含めたいろんな理由があると思うのです。もちろんこれからの研究で、こういう原因論、治療法、その他にわたっていろいろと研究は続けていくつもりではありますけれども、現在のところ私がプロセス依存が生じる一番強い理由の一つではないかと思うのは、「現実からの逃避」であります。

物質依存には薬物依存などがあります。たとえばコカイン、ヘロイン、モルヒネ、バルビツール酸（Barbiturate、鎮静剤などとして中枢神経系抑制作用も持つ薬剤）、MDMA（メチレンジオキシメタンフェタミン、合成麻薬の一種。エクスタシーの通称を持つ。二〇一〇年、保護責任者遺棄致死の実刑判決を受けた元俳優押尾学被告が使用していたと話題になった。編集部注）などいっぱいあります。場合によったら、もっと違う薬にはまっている人もいるかもしれません。嗜好品に関していえば、たばこ、酒、アルコール、カフェイン、激辛食品、糖分。要するに何にでも塩を振り掛けないと気がすまない人とか、必ずタバスコを持って歩く人とか、私もタイ出身の日本人を知っているんですけれども、そういう人たちというのは辛くないとだめなので、習慣でタバスコをかけるわけです。

嗜好品も嗜好のレベルだったらいいんです。体を壊してやめられなくなって、コントロールが利かなくなるレベルがいけないんですね。ただ、ここで起こります疑問は、本人が例えば寿命が五年縮まっても、たばこが吸いたいんだというのだったら、それはそれで本人の勝手ではないかという考え方もできるという点です。

どこまでを病気のレベルとし、どこまでをいけないレベルとし、どこまでが許容されたレベルで、どこまでが嗜好か、それらのことはいまのところちょっと横に置いておきます。あとでまた触れたいと思います。その他薬品とか、副作用のある薬品でもはまってしまう人もおります。

プロセス依存のほうが現在的な病気として特に顕著なわけです。図2-1ではギャンブルの分類の中にパチンコや競馬などのレースを入れていますが、実はギャンブル依存症で競馬などのレース系は意外と少ないんです。日本で多いのは圧倒的にパチンコ、パチスロです。

二　普段おとなしい人が豹変する！

もう一つ宝くじが分類の中に入っています。こんなものにはまるのかと思うかもしれませんが、ギャンブル依存症を研究している人間から言いますと、宝くじはよくはまるんです。特に六数字のナンバーズをやるとします。娘と息子の誕生日うんぬんとか、ラッキナンバーを六つ選びます。たまたま四つぐらい当たったとします。そうしたら、みんなこう考えるんです。もうちょっとで五つまでいっていくらだったのにと。

あるとき、もう当たらないからやめようと思って買うのをやめます。例えば水曜日に発売だとします。すると、もうやめたと言いながら買わずに日曜日、月曜日とたつ。そうするとだんだん不安になっていくんです。「今回に限り、買わなかったときに限り当たるかもしれない」、そういうふうに考え出すわけです。水曜日が近づくに従って、だんだん不安になってくるんです。で、やはり、水曜日になったら同じ数字を必ず買う。

カナダの大学の学者が宝くじ、特にナンバーズというのはものすごく習慣性のある、はまりやすいアイテムだということを研究として発表しております。

行為といたしましては買い物にはまる人。スピードを出してハンドルを持つと性格が変わる人がおります。いつもおとなしい紳士みたいな人がハンドルを持った瞬間、大変凶暴な人間に変身する。車の運転というのも非現実空間だと思ってください。あんなスピードで、われわれの日常生活が営まれることはありえないわけで、スピードを出して運転している、それだけで非現実空間に入っていくんです。スピードの出しすぎ、ハンドルを持つと性格が変わるというのは、私はそういう意味で言っております。

例えばカラオケなんていうのは、はまったってほとんど害もないんですが、あれも非現実空間です。普段の生活と色も音も全然違いますでしょう。そんな中でちょっとお酒が入ってマイクを持つと、普段おとなしい人に限ってマイクを持って離さないケースがよくありますよ。皆さんも覚えがあると思います。

この場合、マイクを離さない人は日常生活でどちらかといえば、失礼な言い方ですが、あまり目だたない人が多いようです。うだつが上がらないといいますか、華やかな、みんなから褒めたたえられて称賛されたり、目立ったり、リーダーになったりという経験があまりない場合のほうが、カラオケなどでストレスを発散できる可能性が高くなります。

悪いことだとは言っていません。大変良いことです。そんなふうにストレスを発散してもらえるなら大変良いんですけれども、あれもやはり非現実空間に入り込んでいるわけです。

このプロセス依存の特徴として、私は非現実的な空間というものを一つのキーワードとしています。それ以外にも、もちろんあると思います。ネット依存なんかも含めて、まず現実社会が面白くない、不満がある、コンプレックスがある、プライドを傷付ける、いろんな目を背けたい現実空間があるのかもしれません。その現実空間から逃げて、実際に非現実空間でちやほやされたい。パチンコなんていうのは山あり谷ありでドラマチックでしょう。

いまの主婦を考えてみたら、朝起きてご飯をつくって、ご主人と子どもを送り出して、買い物に行って、洗濯してうんぬん、もうほとんど一日が決まりきったようなルーティンでずっと過ぎていきます。昔みたいに、父ちゃんは「愛してるよ」なんて言ってくれませんし、ドラマチックなことは何もないわけです。

ところがパチンコの世界にいったん入り込みますと、山あり谷あり、いろんなドラマチックなことがあります。しかも当たったら、みんなが注目してくれるんです。「一三番おめでとうございます。当たりました」。みんな見てるぞと。足の下に箱を置いている人は、「ほらあ、みんな見てくれ、おれはかっこいいだろう」。こういう感じで主人公になっているんです。そのドラマチックな空間の中で主人公になるというのは一つのパチンコの効用であろうと思われます。

プロセス依存に関しては、他に携帯メール、会話、ゲーム、ネット・サーフィン、ポルノ、セックスなどがあります。こういったものは皆さん、ご存じだと思いますし、これからも大きな問題になっていきますから、いろんな研究がどんどん進んでいくことと期待しています。今のところまだ研究が進んでいないとしか言いようがないです。昨日もテレビを見ておりましたら、ネトゲ廃人という言葉が出てきました。これはネットゲームの廃人らしいですが、ちょっとひどい言葉です。ネットゲームにはまり込んだまま出てこられないという人たちが、ずいぶんいるんだというテレビ放送がなされておりました。

では良い依存があるとすれば、それはどこまでで、悪い依存というのがあれば、それはいったいどういうところなんだろうか。われわれ社会学者は、このように考えます。社会病理学というものを私は勉強しておりましたけれども、社会のひずみは絶対起こるのです。一〇〇〇人いれば何十人かは必ず風邪をひく。一〇〇〇人いれば何人かは必ず犯罪を起こすように、環境的に仕向けられることがある。

社会病理というときに、われわれは逸脱行動という言い方をしますけれども、定義的にいえば、われわれが持っている規範から逸脱しているだけのことで、本人の規範は別かもしれません。ですから逸脱行動というのは何なんだといわれると、伝統的な見方と最近の見方と、全然違う点がありますが、それは後で述べましょう。

三　人は目立ちたい！

図2-2はブラウン教授が昔ウィットマンさんらも含めてなんですけれども、「潜在的にはまりやすい行為一覧表」を作り、私が和訳したものなんです。ここに出ているのを上からざっと見ていただきますと、たいていは物質依存です。ところが五、一二、一七番目から三二番目までに物質でない依存が登場いたします。特に五番目にギャンブルが登場しているのを見るとおわかりのように、プロセス依存に関して一番レベルが高いのは、やはりギャンブルなのです。

それ以外には一二番目の盗み、万引などというのがありますけれども、このときはまだ携帯電話がありませんでした。なかったというのは言い過ぎかもしれませんが、この当時はインターネットを通じたゲームであるとか、チャットであるとか、ツイッターであるとか、いま人々がひょっとしたら、はまりつつあるのかもしれないというさまざまな行為は、この中に入っておりません。

例えば携帯電話を今考えるとすれば、この中のかなり上位にくるであろうと思われます。どのぐらい上位にくるかは分かりません。このようにいっぱい存在するわけです。

特に見ていただきたいのは一八、一九、二〇、二一番目、その中でも特に一九、二〇番です。他人を操ったり、コントロールしようとすること。注視を得ることを目的として目立つ行為をすること。

やはり人間のプライドというものが、たぶん関係しているんだろうと私には思われます。

人間は誰しも有名になりたい、目立ちたい、主人公になりたいという意思が心の中のどこかにある

1．コカイン
2．ヘロイン
3．アンフェタミン、または類似の興奮剤
4．モルヒネ、または関連するアヘン系薬物
5．ギャンブル
6．マリファナ
7．パイプ、葉巻、紙巻タバコ、嗅ぎ／噛みタバコ
8．アルコール（ビール、ワイン、リキュール、ウィスキーなどを含む）
9．バルビタール、および類似の鎮静剤
10. 幻覚作用のある薬物（LSD、PCP メスカリンなど）
11. カフェイン（茶、コーヒー、コーラなど）
12. 盗み、万引き、小額の窃盗など
13. 砂糖入り食品（キャンディ、ケーキ、アイスクリームなど）〈甘さ〉
14. 高脂肪や油っこい食品
15. （塩ふりシェーカーからの）塩、または塩分の高い食品
16. スパイスの効いた食品〈激辛など〉
17. お金を使うことを主目的とする買い物
18. 多忙であることを主目的とする仕事
19. 怒り、口論、議論
20. 他人を操ったり、コントロールしようとすること〈命令、隷属〉
21. 注視を得ることを目的として目立つ行為をすること
22. 何かを読むことを主目的とする読書
23. 他人に本人の世話をやかせる、または何かをさせる
24. 運動、ジョギング、スポーツまたはその練習
25. 他人との性行為を求め、行うこと
26. ポルノ（フィルムや雑誌）を求め、使用すること
27. テレビを観る
28. しゃべることを主目的とするおしゃべり
29. 特定の種類の品を探し求め、買い漁り、収集する〈コレクション〉
30. （理由もなく）ウソをつく
31. アスピリン、または類似の処方箋のいらない痛み止め薬品
32. 薬局では無条件で売れない（処方箋の必要な）痛み止め薬品
33. 下剤
34. 鼻づまりの解消薬（スプレー、吸引薬）
35. 抗ヒスタミン剤〈抗アレルギー、風邪薬〉や類似の鬱血除去剤
36. 制酸剤（胃薬）
37. スピード出しすぎや、向こう見ずな運転（酒などの影響下以外で）
38. バリウム、ヒブリウム、および類似の軽い向精神剤
39. 暴力
40. 咳止め、風邪薬

図2－2　潜在的にはまりやすい行為一覧表

注）1．2．3．4．6．7．8．9．10．11．13．14．15．16．31．32．33．34．35．36．38．40．の22種類は物質的耽溺であり、それ以外は非物質的耽溺と呼ぶ。（ウィットマン他、1988年を参照のこと）

出所）Brown, R.I. [1993] "Some Contributions of the Study of Gambling to the Study of Other Addictions," (in Eadington, W.R. & Cornelius, J.A.〔ed.〕*GAMBLING BEHAVIOR & PROBLEM GAMBLING*, University of Nevada, Reno.) p. 253の表を筆者が訳したもの。ただし〈　〉内は筆者加筆。

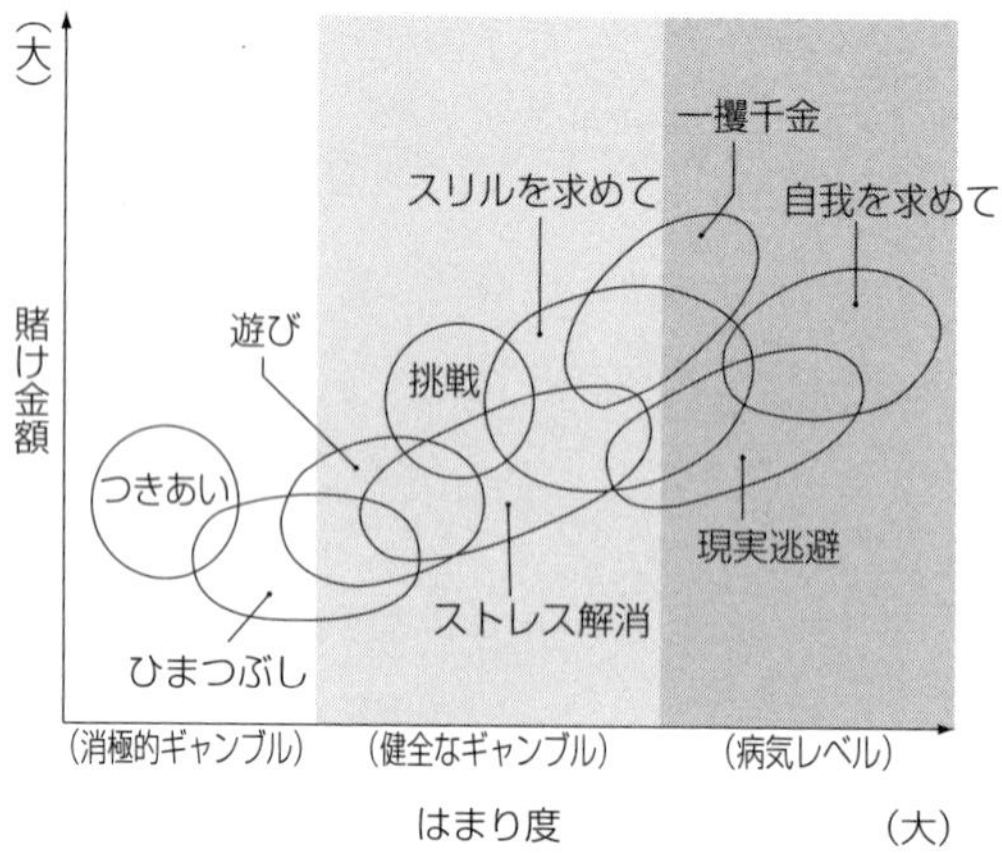

図２−３　内面的動機のはまり度レベル

んです。ずっとそういう機会がなかった人ほど、そういう面でストレスの解消を行いたいという部分があるんではないかというのが私の考え方です。

図2-3はどんなふうにはまっていくかというレベルを示しています。健全なレベルと病的レベルの境界圏をおぼろげに書いてはいますけれども、最後は現実逃避から自我を求めてというふうになっていくわけです。

こうなりますと、だんだん自殺の可能性すら出てまいりますので、これで負けたらおれは終わりだ、みたいな大勝負を最後のほうにすることもあります。ギャンブル依存症において統計では四人に一人が自殺を考えるという結果が出ています。

表2-1には、はまりやすいギャンブル種目の項目を挙げています。ビデオポーカーマシンというのは、アメリカで一番はまりやすいのですけれども、もし日本でもやれば、たぶん日本人もはまるでしょう。実際に沖縄ですでにこのマシンにはまっている人はいっぱいおりますし、新宿でボタンを押し続けた（タタき続けた）人もおりました。

表2－1　はまりやすいギャンブル種目（日本での予想）

1．ビデオポーカーマシン
2．パチンコ／パチスロ
3．（プログレッシヴ）スロットマシン
4．バカラ
5．競馬など公営競走
6．ナンバーズ
7．ブラックジャック
8．クラップス
9．麻雀（3人打ち）

四番目にバカラ、ここで初めてテーブルゲームが登場いたします。私の予想ではナンバーズというのはブラックジャックやクラップスよりもはまりやすいと思われます。そういうところを知っておいていただきたいと思います。

さてはまるということですが、例えば芸術家が何かに没頭して、作品をつくりあげるまで寝食を忘れてなどというのは、決してネガティブな面だけではないと。ポジティブな面もたくさんあるんだということは、皆さんにも理解していただけると思います。ある面でこういう見方もできます。「本人が幸せだったら、それでいいのではないか」。人生の目的は人間が幸せになることなんだから、本人さえいいのだったら、それでいいのではないかという意見もあるわけです。

四　子どもを育てる上で一番やってはいけないこと

図2－4はギャンブル依存の病気になる境界を示しています。第一段階から第二、第三、第四段階と上がるにつれて、だんだん賭け金も大きくなっていって、借金も増えていく。これはレシュアーと

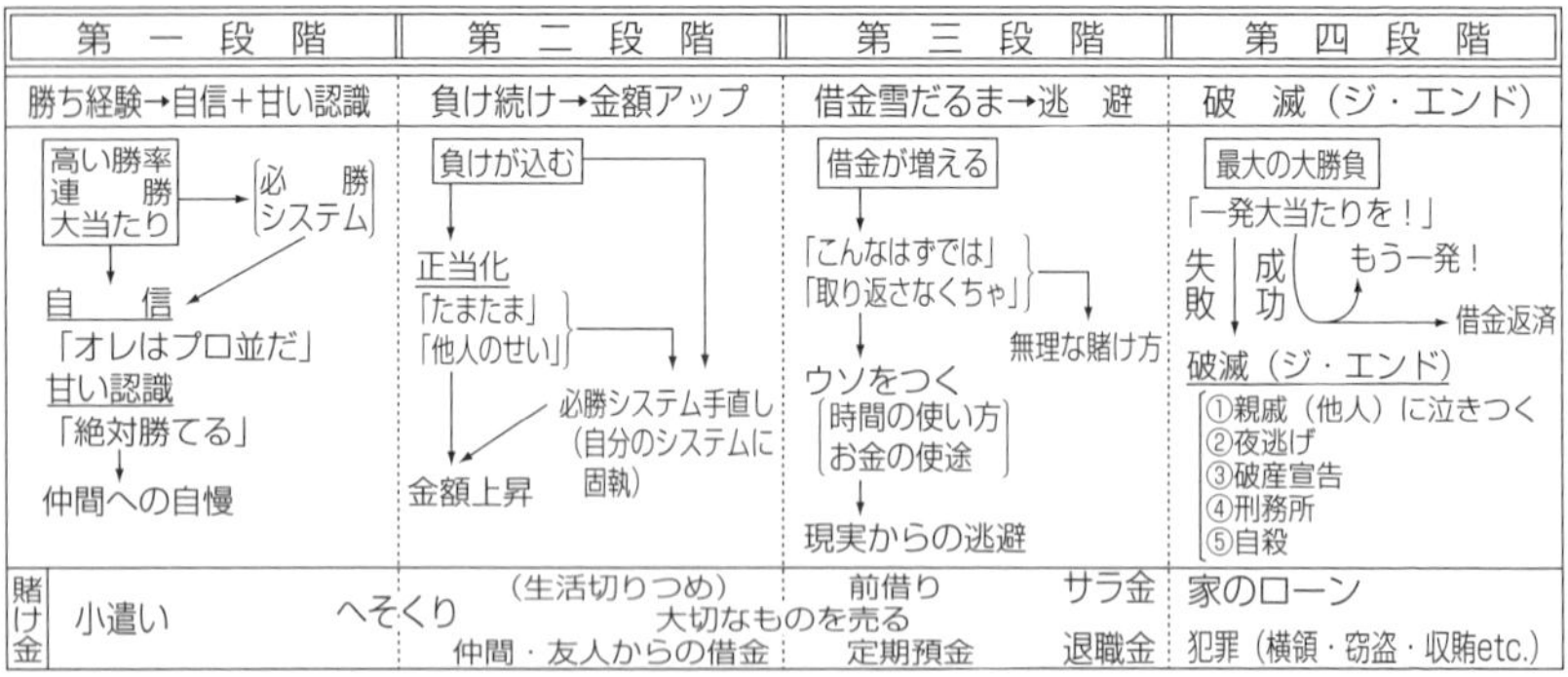

図2−4　はまりゆくパターン

いう教授の三段階説を四段階に私がつくり直したものですけれども、ここで一番重要なところを申します。第三段階の、うそをつくという部分です。自分が没頭し、熱中し、はまっているものに関して、うそをついた瞬間が病気になった瞬間だと私は社会学的に主張しています。と申しますのは、それをみんなに言っている間は問題がないんです。例えば、パチンコがやめられなくなって、会社に「ちょっと急用ができたので午後は休むわ」とか、勝手なうそをつき始めたとき、しかも家に帰ってから「あんた、今日はどうしたの」「いや外回りで営業だったんだよ」みたいに、自分のやったことを正直に言えなくなったときが、本当の意味で病気になったときだと私は判断しております。

で、皆さんのなかにそういう人がいたら気をつけてください。時間の使い方、お金の使い方でうそをついたときに、だんだん現実からの逃避が始まっていくと考えてください。

例えば、お子さまが何かにはまって困っているという方々に申しあげますと、時間限定でゲームをしたりうんぬんというのは、何の問題もないんです。約束された範囲で、自立した社会生活を営めるレベルなら何の問題もございません。

ところが「一日一時間までよ」と言ったにもかかわらず、「もうちょっとだけ」といって許したりするのが、一番いけません。これは一九五五年にすでに犯罪学の世界では分かっているんですが、**子どもを育てるのに一番やってはいけないこと**は、厳しすぎる家庭でもなく、甘すぎる家庭でもありません。調べてみてはっきり分かったことは、**甘いのと厳しいのを代わりばんこにやった家庭なんです。**

あるとき同じ行為をやって褒められたのに、次の日はお父ちゃんがむしゃくしゃして殴られたと。同じことをしているのに、褒められたり、怒られたりと、ころころ変わっていった家庭、つまり首尾一貫しない教育をした家庭の子どもには規範が育ちません。ここまでやってもいい、ここからやっては駄目だという境界。それが規範と呼ばれていますけれども、やっていいことと悪いことの境界が育たなければ駄目なわけです。

そういう意味において、うそをついてまでやることは絶対いけません。時間的には一日三時間でも四時間でも、別に構いません。厳しすぎようが、甘すぎようが、それは構いません。ルールさえ決めて、それが守られるのであればかまいません。例えば宿題をすればもう三〇分延長してもよろしいと、そんなのでも構いません。構いませんが、決められたことを必ず同じようなレベルで守らないと、その規範が育ちませんので、ずるずると抜け出せない、やめられない人間を育てることになります。

そういう意味で、やめられる環境をコントロールできるかどうか、これがやはり病気になったかどうかのちょうど中間点だろうと私は思っています。ただ、集中したり、はまったりするときのエネルギーというのはものすごいものです。

五　集中できるのは一つの才能

二〇一〇年の冬季バンクーバーオリンピックの時のことを思いだしてください。

韓国の人に日本の選手は全然かなわなかったわけですが、例えばフィギュアスケートでいうならキム・ヨナ選手のあの集中力はすごいと思います。本番であれだけの力を出せる。そのためにはやはり普段の努力、すごい集中力、はっきりいってオタクといっていいぐらいのエネルギーがつぎ込まれて、やっとあのスポーツ選手が生まれたと思います。依存するということ、はまるということが悪いばかりとは言えない例ですね。

集中力の話に入りますけれども、「うちの子はやればできるんだけれどね」というのは、私に言わせればできないのと一緒です。「うちの子はやればできるんだ」と言っている親の子ほど、結局何もできずに終わるんです。

集中できるというのは、一つの才能だと思ってください。また才能でありながら、しかも訓練できる才能であるとお考えください。実際に集中したときのすごさというのは、『TVチャンピオン』なんかを見ていても、全国津々浦々のラーメンを食って歩く人などには、健康にも良くなさそうなことを平気でするだけのパワーを見せつけられます。みんなから、それを褒められてうれしい。そういうものが本当の意味で、達人たちをつくっていくんだろうと信じております。

私が専門にしております囲碁や将棋の話になりますけれども、例えば本因坊秀策という人は対戦しているときに、相手の人の証言ですけれども、耳垂れが出ていたんです。その耳垂れを求めて、アブが耳の奥のほうまでぐちゅぐちゅと入っていく。対戦していた人はびっくりしたらしいんですが、秀策はそれにもかかわらず盤面を読みふけったまま、集中してしまい、アブが自分の耳の中に入っているのに気がつかなかったといいます。それぐらい一つのことを考え集中できるんだと。

これは漫画に載っていた話ですけれども、ジャック・ニクラウスはアドレスに入ってから、急に突風が吹いて帽子が飛ばされた。それに気がつかず、そのままスイングをしてちゃんとボールを打った。普通の人だったら、帽子が飛んだことでスイングをやめるだろう。でもスイングを始めたときに集中できていた人というのは、全然周りのことに気がつかずに、そういうことが進んだのだと考えてください。

集中力の話をしたいので、図2-5を見てください。物事に集中するという、没頭したり、集中したりすることがどれほどすごいかというお話をいたします。

図2-5にありますのは「東海の鬼の釜揚げうどん」の記事です。下に説明があります。東海の鬼の異名を取る花村元司九段が大山名人への挑戦をかけて決定戦を行ったのです。この決定戦に勝った花村元司八段、ふと自分の横にうどんが吐いてあるのに気がついて、早く片づけろと怒鳴ったそうなんです。あとで記録係を務めた河口氏に教えられて事実を知ったらしいのですが、実は数時間前に自分が吐いた釜揚げうどんでした。

　要するに自分が勝負に熱中して、いつの間にかうどんを吐いて

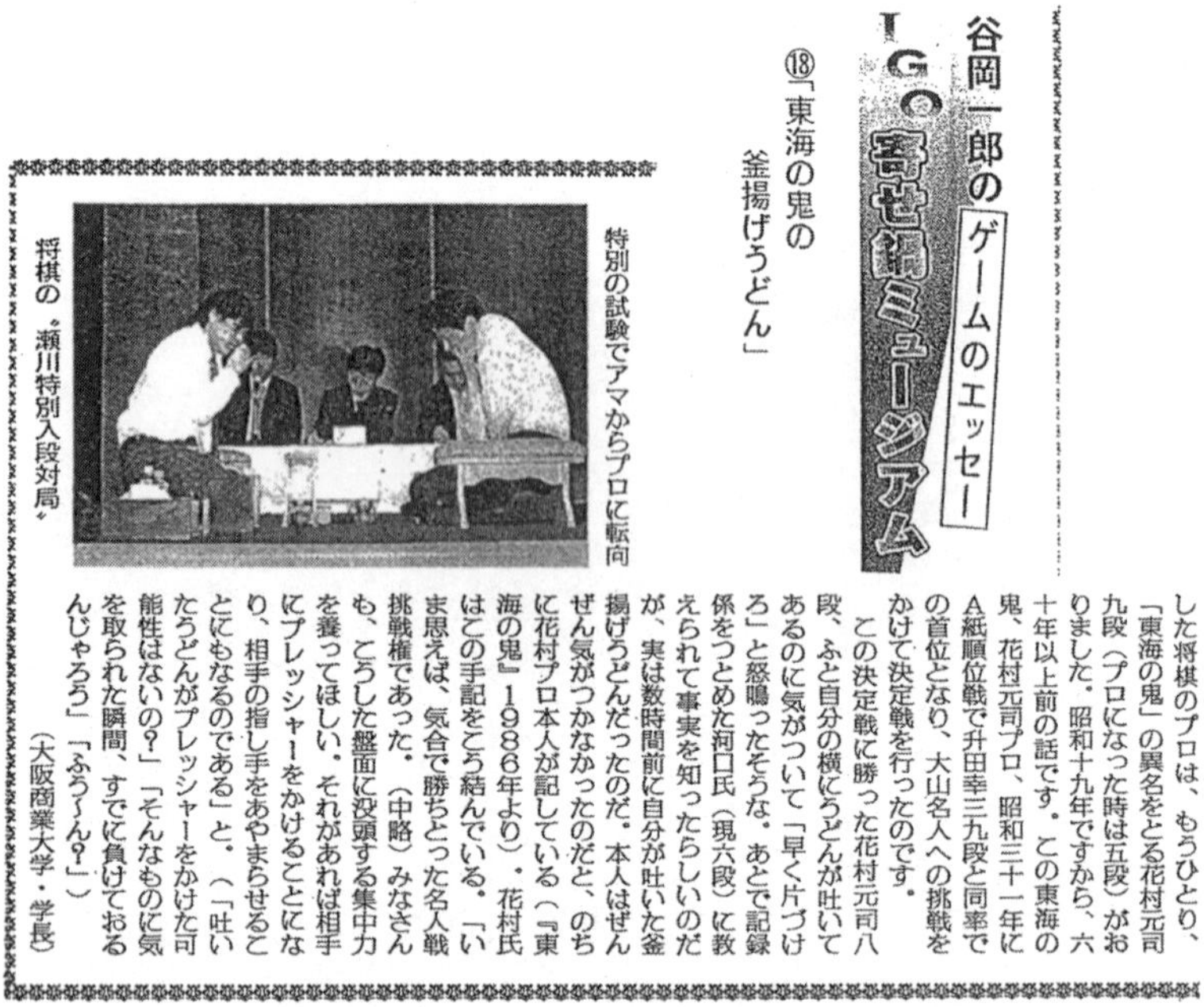

谷岡一郎の IGO寄せ鍋ミュージアム　ゲームのエッセー

⑱「東海の鬼の釜揚げうどん」

特別の試験でアマからプロに転向した将棋のプロは、もうひとり、「東海の鬼」の異名をとる花村元司九段（プロになった時は五段）がおりました。昭和十九年ですから、六十年以上前の話です。この東海の鬼、花村元司プロ、昭和三十一年にA級順位戦で升田幸三九段と同率の首位となり、大山名人への挑戦をかけて決定戦を行ったのです。

　この決定戦に勝った花村元司八段、ふと自分の横にうどんが吐いてあるのに気がついて「早く片づけろ」と怒鳴ったそうな。あとで記録係をつとめた河口氏（現六段）に教えられて事実を知ったらしいのだが、実は数時間前に自分が吐いた釜揚げうどんだったのだ。本人はぜんぜん気がつかなかったのだと、のちに花村プロ本人が記している（『東海の鬼』1986年より）。花村氏はこの手記をこう結んでいる。「いま思えば、気合で勝ちとった名人戦挑戦権であった。（中略）みなさんも、こうした盤面に没頭する集中力を養ってほしい。それがあれば相手にプレッシャーをかけることになり、相手の指し手をあやまらせることにもなるのである」と。（「吐いたうどんがプレッシャーをかけた可能性はないの?」「そんなものに気を取られた瞬間、すでに負けておるんじゃろう」「ふう〜ん?」）

（大阪商業大学・学長）

特別の試験でアマからプロに転向

将棋の"瀬川特別入段対局"

図2-5　「東海の鬼の釜揚げうどん」記事

出所）週間『碁』2006年5月15日号　日本棋院.

いた。それすらも気がつかず、終わってからやっと「何だ。これは汚い、早く片づけろ」と怒ったそうです。それぐらい囲碁、将棋の名人というのは、ものすごい集中力を持っているわけです。
もう一つ、すごい話を引用します。

七月一九日の晩だったと思われます。外で息をひそめて待機していた弟子たちが、部屋で黙々と棋譜の研究に没頭していた丈和の「よし」という声に続いて叫び声を聞いたのです。「ひええ、誰か来てくれ」と。あわてて駆けつけた弟子たちに丈和はこう言いました。「なぜか知らんが、ワシの袴が水浸しなのじゃあ」。要するに思考に熱中するあまり、オモラシしてしまっていたのでした。えらいと言うべきか、言わざるべきか、よう分かりません。

（安藤如意原著、渡邊英夫　改補『坐隠説叢』新樹社、一九五五年を筆者が解説したもの）

とにかくわれわれは通常トイレに行きたくなったら、集中力が途切れます。それを上回る集中力をもって読みふけっていた。自分がお漏らしをしたことすら気がつかなかった。ちょっと病気かもしれませんが、それぐらいの集中力を囲碁、将棋の世界の人というのは持っているわけです。
チェスの名人なんかも考え始めますと、すべて世の中が分からなくなるぐらい集中いたします。このようにして実際に一つの物事にはまった人間の集中力というものを考えますと、恐ろしい気がするんですけれども、それぐらいの人間が本当の意味で達人になります。

囲碁の世界で最近、名人位は奪われましたけれども、まだ四冠を保持している張栩さんが出した本（『勝利は一〇％から積み上げる』朝日新聞社、二〇一〇年）からの引用です。ここには大変重要なことが書いてあります。

「でも、『脳の体力』」では、負けない自信があります。

対局やカードゲームをする時間など、集中すると決めると、それなりに高い集中力を保ち続けることができるのです。

長い持ち時間の対局をすると、普通はどこかで急に眠くなったり、頭がぼおっとしてくるなど一日のどこかで気が抜ける瞬間があるものです。しかし、そういう部分があっては、一瞬の隙が命取りとなり、ここぞという大一番で勝利を収めることはできません。ですから脳の体力、持久力を鍛えることを、僕はずっと意識してきました。

具体的にはどういうことをしたのかというと、若い頃は日本棋院での対局を終えて家に帰ってきた後、疲労困憊の状態でさらに、インターネットなどで早碁を打つのです。それも一局や二局ではなく、寝てしまうくらい疲れきるまでです。疲れに任せて漠然と打つのではなく、脳が疲労しきっていても、さらにもう一段階上の集中力を発揮して、それなりにレベルの高い内容の碁を打たなければなりません。頭をぎりぎりに絞って、細い思考の糸が切れないように手繰り寄せるのです。

しかも内容だけではなく、勝敗にも大いにこだわります。

ですから、疲れきった脳から力をさらに搾り出すための早碁でも、負ければやはり悔しいのです。そういう思いをしたくないので、今まで以上の集中力を出そうとする。その繰り返しでした。

また、疲れて寝る前に布団の中で、その日打った碁を頭の中でもう一度再現してみます。頭の中で詰碁をするのはもちろん、脳の中で超高速で石を並べたりもします。

スポーツでも仕事でも同じだと思いますが、普段の練習でできないことを本番で成功させることはできません。――これは重要です――脳の体力についてもまったく同じことで、いざ対局のときに最後のひと搾りをしようとしても、いきなりできるはずがありません。普段から『疲れきった脳に最後のひと仕事をさせる訓練』を積んでおかなければならないのです」。

ちょっと鬼気迫る文章ではありますけれども、やればできると言って、のほほんとしている人にぜひお聞きいただきたいんですが、やればできるんではないんです。やってみて、その上にプラスアルファして集中力を増す訓練をしなくてはならない世界なのです。その訓練をして初めて集中力が増し、思考力を高め、そして勝利を生み出すわけです。

ですから集中力というのは、何かにはまって、それに没頭して、実際にするというときに、こういうふうな訓練をしている人もいるんだ。ある面では、これこそが達人の域に達するための一つの手段だったんだということになります。

六　大人になりきれない人々

実はギャンブル依存が問題になりましたときに、こういう議論が行われました。ギャンブルなんてやりたい人がやって、自分で責任を取ればいいのではないか。やりたくない人は、やらなければいいだけのことだろう。

同じような議論が昔アルコール依存症のときにございました。アルコールなんて飲みたい人が飲めばいいわけで、禁止するものではないだろうと。ところが逆に、こういう議論もございました。アルコールは飲みすぎると決してよくないものだから、国を挙げて禁止するべきだ。この二つの議論です。国がギャンブルを禁止するべきかという議論は、イギリスで一九六〇年にすでに王立委員会で議論されているんです。要するに国が親代わりになって、いけないものは禁止してあげましょう、コントロールできないものを国がコントロールしてあげましょうという思想です。これをパターナリズムと呼んでいます。

もう一つの思想は、自分に任せればいいというほうですから、リベラリズムといいます。国が行うべきは、個人への干渉ではなく、なるべく自由化して、自分たちの意思に任せたらいいではないか。これがリベラリズムの思想です。

結局「禁酒法」の世界においても、パターナリズムとリベラリズムがしのぎあって、最終的には倫理的に悪いという理由で、一九一九年にアメリカで飲酒が禁止されました。本当は飲酒ではなく、お酒を配るほうなんですけれども、とにかくお酒が禁止されました。

そんな中で何が起こったか。皆さんもご存じだと思います。結局禁止し切れなかったわけです。これに関してもギャンブルで同じ議論が起こりました。

例えば麻薬に関してこういう議論がございます。

●禁止した場合

（1）麻薬はどんなにお金をかけても、取り締まりが不可能であること。
（2）禁止されているから、患者はそれを隠すこと。
（3）禁止されているから、ギャングの資金源になること。
（4）禁止されているから価値が高くなり、入手困難な者が強盗や盗みの二次的犯罪を行うこと

などが起こるとし、

●自由化し政府が処方してやることで

（5）患者に適切な助言と処置を施しうること。
（6）安く処方できること。
（7）取り締まりにかける財源で、治療施設の充実と教育プログラムの普及の両方を実行してもまだおつりがくること。
（8）ギャングの資金源になりえないので、無理に中毒患者にさせられる者がなくなること。

などのプラス面もあるだろうと議論がされて、実際にソフトドラッグまでは合法化されたのがオランダとか、カリフォルニアの一部になるわけです。昔から倫理的に、いわゆる被害者なき犯罪と呼んでいますけれども、被害者なき犯罪に関してはなるべく「刑法」は自由化し、非犯罪化していきましょうという流れが一九七〇年のポルノグラフィーで起こりました。

ところが、そこには付帯条件がついておりました。一九六九年、七〇年に始まったポルノ解禁においては、見たい人は見ればいいし、脱ぎたい人は脱いで見せればよろしい。ただし、「社会的弱者が被害を受けそうになったときは、法はいままで以上に厳格に介入しますよ」という付帯条件です。これが非犯罪化の条件でした。

そこにおいて弱者、例えば幼児ポルノであるとか、関係ない人が勝手に盗撮をされたり、そういう社会的に関係のないもの、見たくない人の権利が守られないならば、ポルノの自由化は決して行ってはなりませんという前提だったわけです。

皆さんに考えていただきたいんですが、日本では見ていて恥ずかしくなるようなものが平気で新聞や雑誌に載っています。アメリカやヨーロッパへ行ってご覧なさい。ああいったものを目にすることは、はっきり言いましてありません。自由化されていますけれども、見たくない人の権利も守られているからです。そういう意味において、非犯罪化、要するに自由化、リベラリズムには責任が伴うんだという考え方が基になっています。

七　日本にはギャンブル依存は存在しない？

ギャンブルにおいては、どういう考え方が結論となったかと言いますと、たとえば英国を例にとりますとわれわれは基本的にリベラリズム、本人の自由に任せるべきだ。ただし、どうしても大人になりきれない大人、やめられない人もやはり出るであろう。そういう人には、ちゃんとパターナリズムの精神でケアをしていかなければいけないとの結論になりました。

パターナリズム、リベラリズム、どちらの精神をギャンブルで採用するべきかというときに、基本的にはリベラリズムでいくべきだ。そんな中で、やはり社会のひずみとして、どうしても自分をコントロールできない人が出てくるであろう。その人たちにはパターナリズムの精神でケアをするべきなんだという、要するに条件付きのリベラリズムが、ギャンブル法制では採用されたわけです。ネバダ州立大学ラスベガス校のトンプソン教授は、次のように述べています。

「いかなる社会においてであれ、病的なギャンブル中毒がどれほどの問題になっているのかを知ることは大変重要である。しかし、われわれが人々の健康や生命に問題となる他の耽溺行為で、しかも規制されていないものがあることを認識する必要がある。何百万人の人々がアルコール、コーヒー、たばこ、砂糖、高脂肪食品といったものを嗜好しており、そしてそういった行為は適法に、また自発的になされている行為でもある。そのうち幾人かは摂取量の自己抑制ができず、その結果として交通事故や肥満や肺がんといったものを引き起こし身体をひどく害したり、場合によっては死んだりもしているのである。

だが、一部の人々はその耽溺癖を自己抑制できないということで、社会がそれらの品目に対する自由までを禁止すべきだというのだろうか」

（Thompson, W.N., *Legalized Gambling*, ABC-CLIO, 1994を筆者訳。）

ということで、結論としては命が絶対に大切なら自動車の運転を禁止すれば、だいたい六〇〇〇人ぐらいの命が助かります。でもわれわれは自動車の利便性というものと、失礼ながら命というものを自由化の代償として払うつもりがあるのか、ないのか。そういうことを比較考量しながら、新しい政策をつくっているわけです。そういう意味において、いろんな依存行為というのも、少なくとも似たような政策が採用されるべきであろうというのが社会科学的に私が考えている解決方法でもあります。

と申しますのは、いま世界中で起こっているギャンブル依存症のほとんどは、小さなコンビニエンス・ギャンブリングと呼ばれているスーパーマーケットに置いてある二、三台のスロットマシンであるとか、そういったところで起こっています。大きなカジノでは起こっていないのです。なぜかと言いますと、大きなカジノにはちゃんとホットラインなどのセイフティネットがあるからです。

例えばメルボルンのカジノでは、一一カ国の言葉で注意書きがあり、パンフレット、相談所もございます。それぞれの住民にはそれぞれに教会があり、一定人口以上の宗派すべてにカウンセラーも用意してあります。それ以外にいろんなプログラムが採用されています。

その中の一つは、自己抑制プログラムといいまして、セルフ・エクスクルージョン（Self Exclusion）と呼んでいますけれども、私がギャンブル場に現れたら追い返してくださいと、自分で申告したり、もし、私が二〇〇ドル以上換金しようとしたら、そこで止めてくださいという、あらかじめ二〇〇ドルまでと限度を決めてカジノ側にお願いしてある。

もし、その限度を超えてカジノが換金いたしますと、完全に違法行為としてライセンスにかかわります。それぐらい厳格にカジノというのはちゃんとプログラムが採用されていまして、ギャンブル依存症患者に対するケアのためにたくさんのお金が使われています。

一九九六年のカンザス州の法律以降は、「ギャンブル依存症の患者、およびその研究のために収益の一パーセント以上使うこと」という内容の文言が法律に明記されています。これはすべての法律にです。

そういう意味で大きなカジノ、ギャンブル場はあまりギャンブル依存症患者を生んではおらず、一番生んでいるのは小さいところです。

ギャンブル依存症が存在すらしないふりをしている国が一つあります。それは日本です。例えば、あるレース関係の業界は、うちの業界はギャンブル依存なんかつくりだしていません、お客さんは皆さんファンであって、病気ではありませんなんて平気で言う。宝くじ協会に至っては、宝くじは基本的にギャンブルではありません。そこまではっきり言い切ります。それぐらい業界に関しては、いろんなところで責任を取らずに済まそうとしています。

最近の健全なパチンコ屋さんは、ちゃんと抑制プログラムを始めました。いろんなところでケアを始めました。ホットラインも始めました。そういう意味では評価していますけれども、先ほどの一パーセント以上の金額を使うことという基準からいたしますなら、パチンコに関しては年間三〇〇億円ぐらい使っても罰は当たらんのに、使っている金は一〇億円、二〇億円のレベルです。ですからまだまだ、という気はしますが、少なくともスタートしたということはちゃんと評価しております。

八　依存は文化をつくる

私は何かにはまるのは男性のほうが多いような気がずっとしていたんですが、「いや、そんなことはない。女性もいっぱいいろんなものにはまるんだ」という話になりました。しかし、誰も気にしない変なものを集め続けるのは男性が多いです。ほかの人から見たらごみにしか見えないものでも集めるというのは、どちらかといえば男性が多いような気がします。

私のいる大阪商業大学にはアミューズメント産業研究所という、古今東西の室内ゲーム、遊びを研究し続けている研究所があります。そこではものも集めているんですけれども、しようもないものがいっぱいあるんです。花札の切れ端とか、ゲームのこまとか、わけの分からないものがいっぱいあります。

それらはうちの主任研究員をしている梅林勲という、ものすごい研究員が集めました。人生のすべてを賭けてゲーム用品を集め続けた。ついに奥さんから、「あなたがこれ以上集めるんだったら離婚よ」と言われて、しようがないから、「谷岡先生、ゲームを預かってくれませんか」と頼まれたので大量に預かりました。そして寄付を受けまして、やっと研究所ができたんです。一人の人間が世界中の大衆の遊びを研究し続けたことから研究所がスタートいたしました。

同じくわれわれの友人で、これは名前を言えません。Kという頭文字ですけれども、あるとき奥さんからこう言われたんです。「私とゲームと、どっちが大事なの」。恐ろしいことに彼はこう答えたんです。「そんなもんゲームに決まっているだろう。文化なんだから」。

彼はいま独身なんですが、その理由は置いておきまして、それぐらい物事を集め続ける、没頭する、収集するというのは、私の知っている限り結構オタクっぽい人間です。でも尊敬できる達人も多いんです。

私は最近、何にも興味を持たない人が多すぎると思っております。特に若い人で。親が子どもに持ってほしい性質というアンケート調査が、アメリカでも日本でもあるんです。「キュリオシティー（Curiosity）好奇心」という言葉がアメリカでは必ず一位か二位に登場いたします。ところが日本では誠実、正直、勤勉、そういうものが並んだあとで、やっと好奇心という言葉が出てまいります。

アメリカの親と日本の親を比べるなら、子どもに持ってほしい素質のトップに近いのがアメリカの場合、キュリオシティーなんだと。何かに、新しいものにチャレンジする心意気、新しいものに興味を持つということ、それが親の価値として全然違うんだということです。ですからキュリオシティーというものは、私は訓練次第で上がっていくものだと信じています。

熱中と呼ぼうが、依存と呼ぼうが、はまりと呼ぼうが、ファッションと呼ぼうが、アタッチメントと呼ぼうが、とにかくどんな言葉で呼ぼうが、やはり一つのものに人間が限界をかけて集中するエネルギー。それをいろんなところで発揮できる社会でないと、競争に負ける社会になっていくだろうなと考えています。

九　依存学に期待すること

病気、風邪になった場合、いろんな対処法があると思います。

まず風邪になる原因を調べるという原因論、それをどうして治すかという治療、場合によったら漢方で治す人もいるし、ほっといて治癒する人もいるし、宗教に頼る人もいるかもしれない。でも、もっと重要なのは、病気に負けない体力を普段からどうやってつくるのか、ということです。

病気になる前に、ならないように体力を付けていくにはどうすればいいのだろうか。そういういろいろな学問が、この依存学というもので今後研究されていくだろうと信じています。また、すでにかかってしまった人にはどういう治療が、どういうタイプの人にはどういう治療が効果的なんだということも、たぶんいろいろと解明されていくと信じます。

ですから依存学にはこれからいろんなことに、いろんな方面から、いろんな学者を集めて研究していただきたい。具体的にいろいろな動物実験や脳の映像なども含めて、どのレベルになれば、なぜ、何がどうという生理学的な研究なども大変重要になってくるだろうと信じています。

おわりに――なぜ結婚詐欺にだまされるのか

私は実は慶応の卒業論文で結婚詐欺をとりあげました。結婚詐欺にかかりやすい職業の研究です。そのために最近起こりました一連の結婚詐欺事件（二〇〇九年東京都豊島区の三四歳女周辺で「突然死」「一酸化炭素中毒死」「焼死」など不自然な経緯で複数の男性が死亡。捜査過程で女が結婚を装った詐欺行為が判明。二〇一〇年二月一日、男性を練炭自殺に見せかけて殺害したとして女は殺人容疑で再逮捕された事件。編集部注）の関係で、新聞社から何件か取材をうけました。というのは犯罪学者の中で探し回っても結婚詐欺の専門家なんていないんです。学部レベルではありますが、少なくともほそぼそと研究してきたのは私ぐらいのものでしたから。

あの事件の時、必ず聞かれたのが「先生、あの顔で何でだませたんですか」ということでした。「だまされた人は、いったいなぜだまされたんでしょうか」という疑問も多かったですね。

私も私なりに考えて、答えを出しました。合っているかどうか分かりませんが、だまされた男性たちは、おそらく若いころから、恋愛においてあまり華やかな経験がなかったであろう。そんなときにあまり華やかでなかった自分の恋愛経験に照らして、絶世の美女が寄ってきたら逆に警戒します。変な話ですが。自分から見てまあまあの人がやってきて、「あなたに尽くします」なんて言われたら、急に舞い上がってしまうのではないか。

　というのは人間というのは、やはり誰かに依存していたいという気持ちがあるからなんです。心の中に依存したいという気持ちがあり、それをくすぐる人がやってきたとき、自分は信じたいと思ってしまうわけです。信じる、信じないではなく、信じたい、の世界になります。そうなりますと、あとは前後が見えなくなります。

　私は、こういう言い方をしています。免疫がないんだと。女性には失礼に聞こえるかもしれませんが、若いころ例えば適度に青春時代を送った男性というのは、大きくなってから若い女性に入れあげて、家庭崩壊に至るようなことはいたしません。そういうことをしてしまうのは、得てして若いころエリート的な、偏差値重視の生活をずっとしてきた人たちです。そういう意味で、その人たちを私は女性に免疫がないという言い方をしています。あまり良い言葉ではないかもしれませんが、そういう言い方をしています。

　そういう意味において、冒頭で主婦がパチンコにはまったと言いましたけれども、それも実は小さいころから日本の女性というのは賭け事に近寄ってはいけませんという教育をずっと受け続けていた事も影響していると思います。

　男性はまだビックリマンシールとか、バトル鉛筆とか、めんことか、いろんなものを取り合い、ものをやり取りするすべをちょっとは知っておりましたけれども、女性というのは何かを賭けて、もののを取り合いするという遊びを一切してこなかった。パチンコ屋さんの前は目をつぶって通りなさい。競馬なんて考えてもいけない。

そういった完全に切り離した無菌状態の教育が日本では行われていたんではないかというのも、一つの仮説としては持っています。仮説にしておきます。ですから、すべては仮説なんですけれども、いろいろな原因論があって、人々がはまり、それは決してマイナスの面だけではないんだ、プラスの面もあるんだ。でもやはり病気のレベルになってしまったら、どうすればいいんだということを、これからぜひこの依存症研究会の皆さんには研究していただきたいなと。

私も、その一助になればうれしいと考えております。雑多でぐちゃぐちゃな講演でございましたけれども、ご清聴ありがとうございました。これで終わります。

第三章

熱中と依存の境界線

村井俊哉

ところが、その同じ人が、こんなことをしていて、家族には本当に申し訳ないという気持ちを、ぽろりとおっしゃるのです。

はじめに

アルコール依存や、最近報道でも採りあげられることの多い薬物依存は、もちろん昔から、医学、精神科でも昔から問題になってきました。これらの依存症は、物質依存と呼ばれます。何かの物質を体の中に摂取することによって起きてくる依存症だからそう呼ばれるのですが、従来から依存症といえばこれら物質依存のことを指してきました。

精神科には、いろんな病名を分類するようなマニュアルといいますか、百科事典のようなものがあるのですが、その病名分類の中でも、依存症といえば、物質依存であるというように基本的には考えられています。

ところが、私たち依存学推進協議会の研究グループでは、もちろん物質依存についても重要と考えているのですが、それに加えて、プロセス依存について考えていくことを、一つの大きな目標としています。

私たちは、携帯電話の使用であったり、あるいはインターネットの使用であったり、あるいはギャンブルであったり、何らかの行為・プロセスに対して依存に陥ってしまうことがあります。この場合、体内に摂取する物質に依存しているわけではないのですが、しかしそれでも、私たちは、これらの行為に対して自らの生活を脅かすほど依存してしまうことがあるわけです。そこで、特に現代社会においては、こういうことが重要ではないかと考え、私たちとしても、物質依存に加え、プロセス依存のほうもクローズアップしなければ、という考えに至ったわけです。

しかし、プロセス依存のようなものを、もし私たちが、病気であるとか、精神科の病気であるとか考えた場合、私もそうですが、皆さんもそうだと思うのですが、皆が不安になってくるわけです。自分も依存症ではないのかということで、不安になってくるわけですね。

こういう不安は、物質依存の場合にもあることで、これまでは適度な飲酒をしていたつもりでも、ふと不安になって、もしかすると自分の飲酒はもう依存症の域に達しているのではないか、と感じることがあります。しかし、ゲームだったり、インターネットだったり、そういうものについても、依存症という言葉を使いはじめると、そういう不安は際限なく広がってくることになります。スポーツや仕事など、一生懸命に一つのことに打ち込んでいる場合でさえ、もしかしたらこれも依存症ではないかと、いう気持ちになってしまうわけです。

例えば、私のように大学で働く者というのは、土曜日とか日曜日とかにも仕事をするぐらいですから、自分はもしかしたら仕事依存ではないかと、心の奥底では不安に思っている研究者や、大学の先生方も多いのです。しかし、そういうふうに考えてくると、プロセスというものを問題にすると、健康で適度な熱中と、本当の意味での依存症というのは、いったいどこで線が引けるのだろうかということで、よくわからなくなってしまうのです。その線引きがはっきりしないために、皆さんも私も非常に不安になってしまうわけですね。

今日お集まりの皆さんの中にも、もしかすると、自分も何かに依存しているのではないかという不安もあって、このシンポジウムに参加された方もいらっしゃるのではと思います。ご自身の不安、例えば、パチンコや買い物などの習慣が、もしかすると依存症なのかどうかが心配だ、そして今日の話を聴いて、自分が依存症でないということがわかればいいなと期待し、本日、参加された方々もきっといらっしゃるのではないかと思います。

ただ、この章を最後まで読んでいただくとおわかりいただけることですが、自分は大丈夫だとか、自分はもう駄目だとか、そういう線引きは非常に難しいのです。線引きは難しい、というところに結論を持っていきますので、最後に答えが出るわけではないです。最初に結論を申し上げますと、こういった問題は非常に難しいので、だからこそ、これからこういった分野に関して、これまで十分とは言えなかった研究を進めていかないと、という方向にメッセージを持っていきたいと思っています。

いずれにしましても、こういうプロセス依存という事態を考えると、健康と病気との境界線というのが非常にあいまいになってくるわけです。では、健康と病気の境界はどのように決められるのでしょうか?

一　病気は作られる?

いまアメリカで、そして全世界でもそうなのですが、精神医学で一番大きな話題というのは、精神科の病名についての、先ほど申し上げた網羅的なリストを更新しようという動きなのですが、つい最近、たまたまABCのニュースを見ていていると、そのことが大きく採りあげられていました。この網羅的リストの現在のヴァージョンは、DSMという分類の改定第四版なのですが、今、改定第五版に向けての準備が進められているのです。その第五版に、どういう病名は含めることにして、どういう病名は別に病気でも何でもないからリストから外すのか。そういうことを専門家が議論しているのです。

では依存症はいったいどうなるのでしょうか。もちろん薬物依存とか、アルコールの依存については、それは精神科の病名というふうに誰もが思っていますので、リストの中には残る予定なのですが、ではインターネット依存とかパチンコ依存、カフェイン依存はどうなるのか。そういう一つひとつのものはいったい病気なのか病気でないのか、どうなのかとか、と、そういうことが今、ホットに議論されているところなのです。

さて、ＡＢＣのニュースを見ていますと、ギャンブル依存、インターネット依存、セックス依存という言葉が画面に出てきました。最終的に病名として何が残るかは、今後も議論されていくことになるのですが、とりあえず現段階では、ギャンブル依存は依存症に含めましょう、しかし、セックス依存とインターネット依存は、精神科の病気としての依存症に含めるのはやめておきましょうという提案がなされているのです。

この提案に対して、またほかの専門家がさまざまな意見を出して、そこでどこに落ち着くかというところで、ＤＳＭ-５という新しい診断基準が決まってくる予定なのですが、このように精神科の病名について、現在、こういう大きな動きがあるのです。

実は、何が病気で何が病気でないかということも含めて、こういう病気の定義を決めていくということは、専門家の間でも意見が非常に違うのです。インターネット依存などは大変な依存症だと言う人もいれば、いや、そんなものまで病気に入れたら、何もかもが病気になってしまうから病名のリストに含めるなと言う人もいるし、意見が分かれているのです。

つまり、病気の定義というものは、意見の異なる専門家の間での妥協の産物である、恣意的に決まっているということになります。科学的に解明していけば、ここからここまでが病気で、ここからここまでが病気でないということが、確実な線引きができるということはないということなのです。

ところが、ここで大事なことは、いったん定義されてしまうと、これはもう言葉の問題ではなくなってしまうということなのです。言葉としての病名が一人歩きをし始めるのです。

どういうことかというと、仮に一つの新しい病名がつくられたとします。そうすると、例えば製薬会社であれば、その病名に適応症のある新しい薬の発売を目指すことになります。仮にインターネット依存が病名として、ＤＳＭ‐５の中に入って、これは精神科の病気ですよ、ということになったとしたらどうなるでしょうか？　現在、例えば、うつ病という病名に対して、たくさんの新薬がつくられています。それと同じように製薬会社は、インターネット依存に効果のある薬を開発しようとするでしょう。

製薬会社だけの問題ではなくて、医者の立場としても、そういう病名に該当する患者さんが病院に来られるわけですから、そういう薬があるのなら、使ってみようというふうに、当然考えるわけです。また、そういうふうな病名ができますと、自分もその病名に当てはまるのかなと気づいた人は、その薬を使ってみたい、と患者さんの側も思うわけですね。その人を患者さんと呼ぶかどうかということ自体、その状態を病気と考えるかどうかによって決まってくるわけなのですけれども。

つまり、病気の定義がいったん決まると、そこから先は、例えばインターネットとか、携帯電話とか、そういったものに対する社会の側の認識が大きく変わり、そして人の行動が大きく変わってくることになるわけです。

逆に言うと、ある病名が廃止されたらどうなるでしょうか？　例えば今は、ギャンブル依存というのは、「病的賭博」という名前で病名のリストに入っているのです。プロセス依存の中では、これが唯一精神科の病名として入っているのです。けれども、もし仮に、実際には今回は廃止されることはない見込みですが、これが病気でないということになったら、その症状で病院に行っても、それは病気ではない、治療していませんということになってしまうわけです。要するに個人の問題なので、皆さんのご自由にしてください、あなたがカジノでお金を全部すってしまっても、私たち医者は何もしません、ということになってくるのです。もちろん障害に対する補償を受けることもできなくなります。

つまり病気というのは、かなり恣意的に決まっているのだけれども、何が病気であるか何が病気でないかという決定の結果は、かなり大きな影響があるということが言えると思います。そして、今はまさにそういう精神科の病名の改訂の動きがある時期にあるということです。

二　ジョークとしてのインターネット依存

ただ、今みたいな話をしますと、それは極端な相対主義だと感じられる方も多いと思います。絶対的に決まってくるものは何もなくて、科学で依存症という問題に切り込んでも無駄だと、病名などは勝手に国や学会が決めているだけだと、そういう主張を私がしているように受けとめられるかもしれません。しかし、私自身は、実はそこまで相対主義の立場をとっているわけではなく、そのことをこの章の後半では言うつもりです。つまり、ここからここが依存症とか、ここからここが健康な熱中という切れ目は、そんなにはっきりしたものはないのだけれども、そうはいっても、こういうことを研究していく中で、人間の健康や病気とは何かについてずいぶんと多くのことが分かってくるのではないかと、私は考えています。

ただ、そこに話を持っていく前に、インターネット依存ということについて、それが病気なのか、健康な熱中なのかという点で、これまで世界の研究者がどのような議論をしてきたかということを、もう少し見ていきたいと思います。

インターネット依存についての議論の始まりは、イバン・ゴールドバーグという研究者が一九九五年にネット上に掲載した「インターネット依存障害の診断基準」という記事が、その一つです。一九九五年といえば、まだまだ、今日ほどにはインターネットは普及していなかったころです。しかしゴールドバーグは研究者ですからおそらくインターネットの使用頻度も高かったでしょうし、一五年前の段階から、ご自身が少し心配になったのかもしれません。そこで、この「インターネット依存障害の診断基準」というのを、ネット上に掲載し、「急性、あるいは慢性のインターネット依存障害患者のための、インターネット依存サポートグループ」というのを立ち上げますよと、宣言したわけです。

「インターネット依存障害」つまりInternet Addiction Disorder（IAD）は、その有病率が指数関数的に増えているので、その援助グループが設立された、と、この掲示の中で、ゴールドバーグ（Goldberg）はまずその設立趣旨を述べています。続いて、インターネット依存障害の公式診断基準と、このサポートグループへの登録手順を示すと、述べているのです。

勘のいい方は気づかれたかたもいらっしゃるかもしれませんが、ゴールドバーグは、これら全部のことを、ジョークとしてネットに掲示したのです。本気で言っているわけではなくて、ジョークでこういう遊びをしたわけです。さて、そのジョークとしての「インターネット依存障害診断基準」を見ていきたいと思います。

「インターネット使用の不適応的パターンによって、臨床的意味を持つレベルでの障害に至っている状態。一二カ月の間に以下のうちの三つ（あるいはそれ以上）が生じていることを特徴とする。

（1）耐性、以下のいずれかによって定義される。

（A）満足を得るためにインターネットを使用する時間が顕著に増大してきているということ。

（B）以前と同じ時間だけインターネットを使用したことによる効果が顕著に減弱してきていること。」

つまりこれは、同じ時間だけやっていても、満足できず、使用時間がだんだん増えていくということですね。

まだまだこの診断基準というのは続きます。「意図したよりも頻回にまた長時間にインターネットにアクセスしてしまう」といった項目などが出てくると、私自身も、これはかなり当てはまりそうかなと、思ってしまうのですが、繰り返しますが、この基準はジョークです。

「インターネット使用をコントロールしようとする一貫した欲求があるのだけれども、それが不成功に終わる。インターネット使用に関連した活動に大量の時間が消費される」という項目も挙げられています。例えば、新しいウェブブラウザーが発売されたら必要もないのにあれこれ新しい機能を試してみるなどで、何日も浪費する、この基準はそういうことを述べています。

それから、「インターネットショップ巡り。さらにはファイルとか、ダウンロードをしたコンテンツの整理などなどに、大量の時間を使う」。こういったことも基準として挙げられています。

そして最後には、「重要な社会的活動、職業活動や余暇活動がインターネット使用のために減ってしまっている。インターネット使用によって引き起こされたり増強されたりしている可能性の高い、持続性あるいは再発性の身体的、社会的、職業的、心理的問題。例えば、睡眠不足、夫婦間の問題、早朝のアポイントへの遅刻、職業上の義務の無視、重要な他者からの見捨てられ感」といった項目が挙げられています。

こういう診断基準を、ゴールドバーグは何を基につくったかというと、アルコール依存症の診断基準がもともとあったので、それをインターネットに置き換えて、ネット上に掲示したのです。ゴールドバーグにとっては、この基準はジョークだったわけです。実際、彼は、「私はインターネット依存障害などという病気が本当に存在するとは思っていません。そういうものが存在するというならば、テニス依存障害とか、ビンゴ依存障害とか、テレビ依存障害というのも存在するということになるでしょう」ということを述べているのです。

人間は何かをやり過ぎることがある、そういったことをすべて障害というのは間違いです、と。ゴールドバーグはそのことを皮肉として言ったわけです。ただこれは一九九五年です。

三　インターネット依存は病気か？

ところが、それをジョークととらなかった人もいました。ピッツバーグ大学のキンバリー・ヤング（Kimberly Young, 1998）という人はその代表ですが、インターネット常用者の四九六名中、三九六名にインターネット依存症が見られることを報告し、そのことは以降、議論を呼ぶことになりました。netaddiction.com というサイトは、今でもありますが、そこにはインターネット依存症のセルフチェックというのがあって、ヤング自身がつくって八項目あるのですが、その内五項目あれば障害ありということを彼女が言い出したわけです。つまり、もともとはジョークと言われていたようなことが、シリアスに取り上げられるようにもなった、ということなのです。さらに、このチェックリストの項目も、最近では二〇項目に増えているなど、改訂を重ねているようなので、もし興味のある方がいらっしゃったらご自身でチェックしてみてください。ネット上で自分で直接、この項目があるかないか、当てはまるかどうかというのを入れていくと、ご自分がインターネット依存障害に該当するかどうかということが自動診断できるようです。

ただ、私自身は、ヤングの意見に別に賛成しているわけではなくて、ここでは、最近の論争の流れを追っているのですが、続けていきたいと思います。二〇〇七年という比較的最近には、米国医学会が米国精神医学会に対して意見を出しています。「ビデオゲームにはほかの深刻な精神疾患ほどの深刻性はない」という見解です。ネット廃人という言葉もあるように、たしかにビデオゲーム、ネットゲームへの依存は大変なことかもしれない、しかし、精神科の病気について、そして私たちの心の問題については、もっと他に対処すべきことがたくさんあって、それに比べると、ビデオゲーム、ネットゲーム依存は、相対的にはそれほど問題ではないということを、あえてこういう公式な見解として、医学会が述べたわけです。

ところが、その逆の見解もあって、米国の精神医学の専門誌に掲載されたのですが、そこでは、DSM-5にインターネット依存症を含めろという意見が、雑誌の巻頭言として述べられているのです。

こうしてみてくると、インターネット依存を病気と考えて深刻に取り扱えという人と、いや、そこまで深刻に考えることはなかろうという人に、専門家の間でも大きく意見が分かれていることが見て取れます。深刻に考える方のグループの一つの大きな流れには、ネットカフェで死亡例とか出たこともあった影響で、韓国の研究者の見解が影響している部分もあります。

最終的には、ＤＳＭ-５には、どうも「インターネット依存障害」は病名として採用されることはなさそうだ、というのが現在の流れです。例えば、カーネギーメロン大学のサラ・キースラーという研究者は、インターネットの過剰使用に危険がある証拠は一切ないという見解を、強く主張しています。

さて、ここまで、インターネット依存を病気とみるか否かについての、この一五年ぐらいの論争を紹介してきたわけですが、この論争から何が見えてくるでしょうか?私自身は、あまり大きなものは見えてこないように思うのです。どうも、それぞれの人がそれぞれの立場で大きな声で発言をしているという印象が強いのです。

もちろん、事態は放置してよいものではないという印象はあります。しかしそうだとしたら、インターネットを禁止すればよいのかというと、そうではないと私は思います。人は何かに熱中するのです。例えばスポーツ観戦依存、テレビ依存、仕事依存、恋愛依存、人間依存、など、何でもよいのですが、人が依存に陥る可能性のあるものは、それ自体本来価値があって、優れたものであることが多いのです。つまらないものに人は依存することはありません。つまり、人や社会を元気にするものにこそ人間は依存するわけですから、依存症と熱中というのは紙一重ということになってくるかと思います。

やや長い前置きになりましたが、ここからが、そういうことを踏まえて、どういう研究をしていけばよいかということについて考えてみたいと思います。

四　依存の対極にあるものは？

インターネット依存に代表されるプロセス依存は、多くの人の関心をひきつける問題です。だからこそ、説得力があって、一面的でない多面的な視点に基づいた、節度のある中庸の見解が必要であると考えます。何か事件が起きたとき、例えばネットカフェで人が亡くなったりすると、発作的にマスコミや私たち自身が過剰反応して、それは危険だということを皆が言うようになります。ところが、しばらくして、また別の事件がマスコミをにぎわすようになると、そのことを私たちはすっかり忘れてしまうのです。そういうことではなくて、落ち着いて、時間をかけて、そして、さまざまな立場を見据えたような見解が必要になってくると思うのです。ではどうしたらよいのでしょうか。

まず、依存の対象というのは、時代と共に変わっていくということを認識しておくことは大切だと思います。いま皆が注目し問題視しているものが、将来には、それほど重要でないものになってくることもあります。例えばテレビを長く見過ぎることの危険性については、二〇年ぐらい前、あるいは三〇、四〇年前にはかなり言われたと思いますが、いまはそんなこともなくなってきています。同じように、いま問題になっている、インターネットや携帯電話なども、将来には、その認識が変わってくるかもしれません。

つまり、個別の現象だけを見るのではなくて、さまざまな依存に共通するメカニズムを考えていくことが大切になります。そういった視点で考えるために、ここから後は脳の話に入りたいと思います。まず、依存症の対極とは何かということについて考えてみたいと思います。ものごとを理解するには、その反対を考えるとわかりやすいでしょうから。依存と熱中の境界を考えることが私の課題なのですが、この両者は境界を決めるのがなかなか難しいので、あえて二つをまとめ、「依存・熱中」とでも呼ぶことにし、その反対は何なのかを考えたいと思います。

実は、そのような症状が、精神科の病気の症状として実際に存在するのです。それは「アパシー」と言われる症状です。主に、脳に傷を受けた人にそのような症状が起きるのですが、病院や家庭で、リハビリテーションの場面や、あるいはこれから職場復帰を目指して準備をしているときに、そういうことにまったく熱が入らなくなってしまう人たちがいるのです。アパシーと呼ばれる状態で特徴的なことは、彼らは自信がないから努力しなくなるのではなくて、単にエンジンがかからなくなったような状態になってしまっているのです。

　気分が落ち込んでいるとき、例えばうつ病のような状態ですが、そういうときにも、もちろん人は、いろんな物事に熱が入らなくなります。ところがこの「アパシー」という状態では、別に気分が落ち込んでいるわけではないのです。ただ単に、何かをしたいと思わなくなってしまっているのです。

　これが「アパシー」と言われる症状なのですが、「依存・熱中」という状態を考えるときに、その反対という意味で、とても参考になるのではと思います。

　実際に、どんなことになるかということで、ある患者さんについて紹介したいと思います。

　五〇歳台のときに交通事故で前頭葉という脳の場所に大きな傷を残してしまった男性の例です。この傷は、ＭＲＩという脳の写真を撮ればはっきりと見ることができるので、私たち精神科の医師は、このような検査を診断に用いるのです。さて、この患者さんの場合は、前頭葉に傷を残した後、いったいどのようなことが起きたのでしょうか?

　もともとは、ピアノとか水泳とか、さまざまな趣味をお持ちの方だったのです。また、自己主張も強い方で、夫婦げんかもしょっちゅうされていたとのことでした。

　ところがこの事故の後、前頭葉に傷ができた後、何が起きたかというと、ピアノも水泳も、それまでは好んでしていたことをまったくしなくなってしまわれたのです。ただ色々なことをするのが不安になって、何もしなくなったのかと思ったら、まったくそんなことはなかったのです。事故前であれば、緊張して失敗をするのではないかと思って不安になっていたような場面でも、事故後はむしろ緊張することが減ってしまっていたようなのです。だから、自発的に何もしなくなったのは不安が強くなったからではなく、単に何かをしようというエネルギーが、この前頭葉の傷で失われてしまったというように解釈できるのです。

このような状態について、ご本人は「すべてのことが面白くない。職場では孤立しているように思うけれども、別にそんな特に気にならない」と淡々とおっしゃるのです。一方、周りでみている奥様からみると、「以前と違っていら立つことは減っている、だけど感情が平坦で、何ごとものれんに腕押しのような状態である」ということだったのです。つまり日常生活のさまざまな刺激に対する感情が、喜びであれ不安であれ、非常に希薄になっている状態と考えられました。

こういう状態に対してご本人自身が、つらいという感情はまったくなくて、自分の感情の平板さを、いわば「何でこんなことになったのでしょうか」と苦笑いを浮かべておっしゃるぐらいの状態になったわけです。これが「アパシー」という状態です。エネルギー、やる気、そういうものが失われている状態です。

われわれは常に何かの目標を持って行動しているわけですけれども、目標へと向かう行動が、そしてその量が減ってしまった状態が「アパシー」だと言えるかもしれません。

「目標に向かう行動」というものを、私たちの脳がどのように引き起こし、そして私たちを正しく導くのか、ということについては、脳科学ではそれを説明する神経回路のモデルも示されています。そこで重要になってくるのは、前頭葉のいくつかの領域なのですが、そういうモデルの上で、アパシーという現象を理解していくことも可能になってきています。

五　人は報酬を求めて生きる

「目標に向かう行動」について考える上で、もう一つ重要なことは、そこには目指すべきものがあるということです。その目指すもののことを、脳科学では「報酬」と呼びます。報酬というのはお金であってもいいし、刺激的な音楽などでもよいのです。

パチンコで大当たりしたときに流れる音楽、そういうものも報酬ですし、あるいは人から褒めてもらうこと、そういうものも報酬になります。褒めてもらうと自分のプライドが満足させられるわけですが、そういうものであってもいいわけです。つまり、そういうものを一切合財まとめて報酬というのですが、そういう報酬によって人間の行動は誘導されるのです。

報酬が私たちの行動をどうやって誘導するか、ということの脳内の基盤については、ドパミンという物質が鍵を握っているのです。その話はここでは省略しますが、要するに、「アパシー」という対極的な現象をみることからわかることは、依存も熱中も、報酬を求める行動、何かに向かって進んで

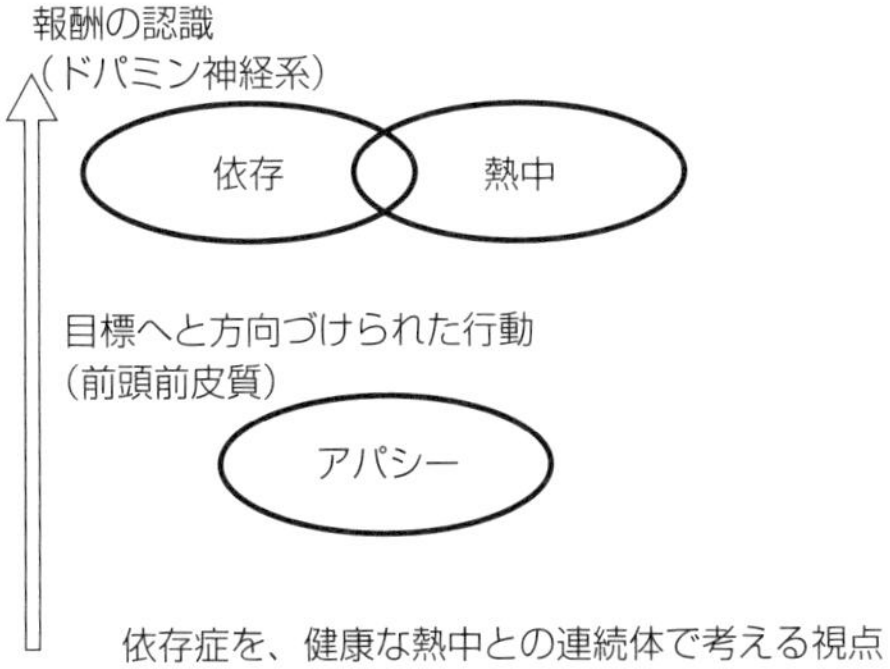

図３－１　依存・熱中とアパシー

いく行動であって、それは人間の活力の源であると考えることができるでしょう。

つまり、報酬を目標とした行動を駆動させるには、脳の観点からみると、例えば前頭葉という領域が重要になってきます。さらに、ドパミンという脳の中の神経伝達物質も重要なのですが、こういう視点で見ると、依存も熱中も何かの目標・報酬を手に入れるための活動なのですから、近いところにあるといえるでしょう。それに対して「アパシー」というのは、報酬・目標に向けて行動が駆動されない状態というように考えることができそうです（図3－1）。

最近の、ヤフーニュースをみていたら、「やる気を家で簡単に測定。五月に発売」という記事がありました。なかなか簡単には測定は難しいと私は思いますが、先ほどから「目標へと方向づけられた行動」として私が話していることは、平たく言えば、「やる気」と言ってしまってもよいかもしれません。

六　どこからが病気なのか

さて、ここからが、今回、私に与えられたテーマの中心の部分に入っていくことになります。依存と熱中はかなり似ているのはよいとして、ではどこで区別されるのでしょうか？　どこまでは病気ではなく、どこからが病気なのか、その境界は何でしょうか、という話に進めたいと思います（図3-2）。

ここで、少し複雑な模式図を示します（図3-3）。人の行動というのは、実はさまざまな因子で決まってきます。ある人は、毎日の生活を圧迫するほどにインターネットにのめり込んでしまうし、でもほかの人はそうではない。そういうふうに、人はそれぞれなのですが、その「人それぞれ」というのは、何によってそれぞれになっているのかということを見て取るために描いたのがこの模式図です。

この模式図の中の幾つかについて、これから考えていこうと思います。まず、それらすべてのことの基盤にあるのは、人間

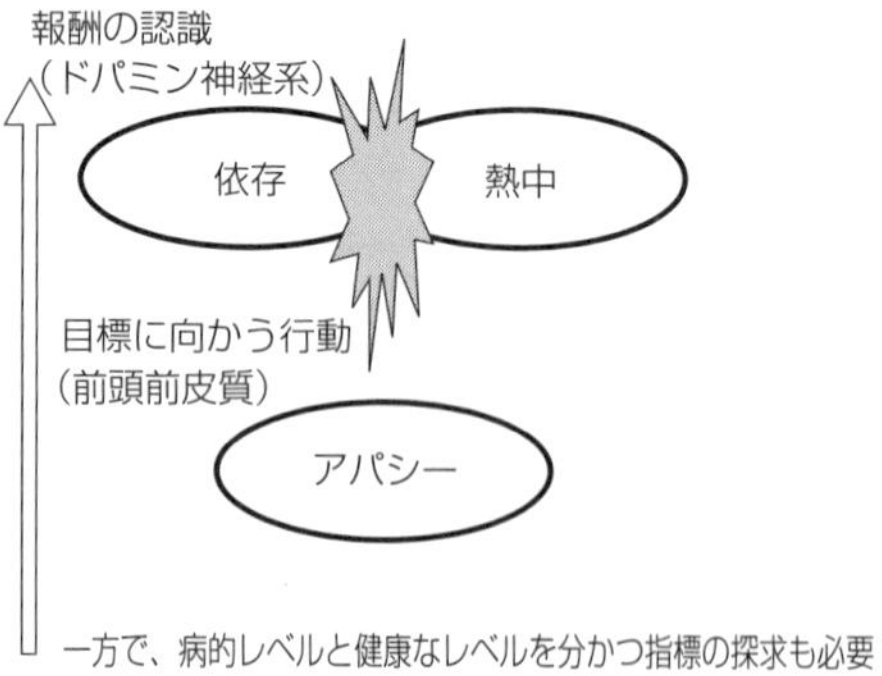

図3-2　依存と熱中の境界は？

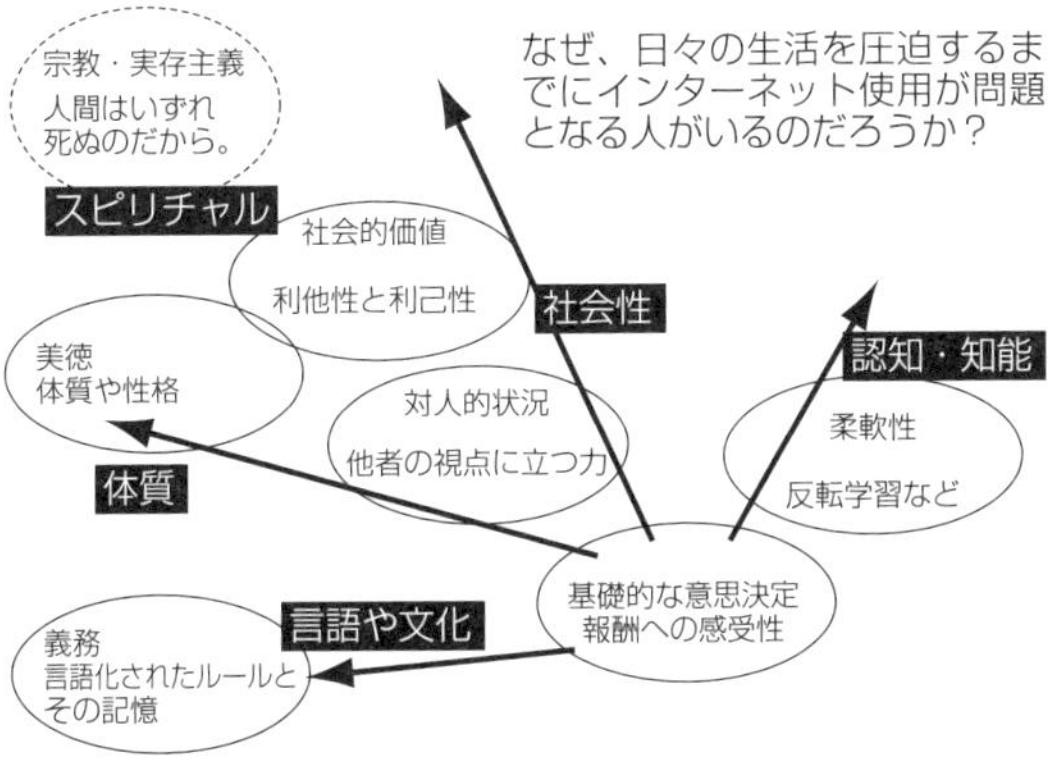

図3−3　人間の行動は多様な因子で決まる

の行動とは報酬に向かって進んでいくという事実です。報酬といってもそれは単にお金とか、食事とか、そういったものだけではなくて、「社会的報酬」と呼ばれるものも含みます。社会的報酬というのは、例えば、私たちは人から褒めてもらうととてもうれしく感じますが、そういったものを指します。こうしたものも含めた報酬一般へと人間の行動は向かっていくのですが、その向かっていくやり方、そして向かっていく方向は、かなり人それぞれで、その「人それぞれ」を決める要因のいくつかについて見ていきたいと思います。

七　柔軟性の欠如

第一は、柔軟性です。依存症というのは、もしかするとこういう柔軟性の喪失ということと関連しているかもしれないという話です。

また脳に障害のある患者さんの例を出します。なぜ、そのような方の例を出すかといいますと、脳に障害のある方の行動は、時に、非常に極端なかたちで行動の変化が現れてきますので、人間の行動について私たちが考えていくときに、その理解を助ける例になるからです。ここで示す患者さんは、失敗から学ぶことが難しくなった方です。

その方は二九歳の男性なのですが、バイク事故でそれより一〇年ほど前に脳を損傷された方です。何が起きたかというと、外傷の後、お金の管理ができなくなって、多額の借金をするようになったのです。バーでの飲酒などで何度何度も借金をして、やってしまうと後悔するのだけれども、また同じことを繰り返してしまう、そういうことが問題になった事例です。

この方の場合、実際にギャンブル依存に陥ったわけではないのですが、その危険性は非常に強かったといえるでしょう。では、この方の脳の中では何が起きていたのかというと、画像診断によって脳を調べた結果、前頭葉が大きく破壊されていることがわかったのです。

この方が繰り返し借金をしてしまうのはなぜか、という疑問に、さらに踏み込んで答えるには、実験をする必要があります。つまり、実際の生活場面を観察するだけでは不十分と考え、この方の問題をはっきりさせるための実験をしました。

実施したのは、ギャンブルを実際にしてもらう実験です。何をするかというと、四つの山にトランプが積んであるのですが、実験参加者には、どの山でもいいから引いてくださいと伝えます。実験参加者は、繰り返し一〇〇回ぐらいカードを引き続けるわけです。カードを引くと何が起こるかというと、毎回いくばくかのお金がもらえるのですが、その中に時に大きな罰金が入っているのです。四つの山の中で得な山と損な山があるので、それをうまく見極めてお金を増やしてくださいというゲームです。

このゲームの仕組みというか、種明かしがどうなっているかというと、報酬としてお金がしっかりもらえる山と、あまりお金がもらえない山があるのですが、お金がたくさんもらえる山は、時々とんでもない罰金が出るというふうになっているのです。つまり、最終的に不利な山は、いわゆるハイリスク、ハイリターンになっているわけです。逆に、有利な山はローリスク、ローリターンになっているわけですね。

健康な人がこのゲームをやるとどうなるかというと、最初のうちは、一見もうけの多そうな山を選択するのですが、しばらくすると思いがけない罰金が出てきて、そうなると「これは危ない」ということに気づきます。そして、思いがけない罰金が出ない、長期的には得になる山を選択するようになっていきます。

このように、最初にうまくいっていた行動がうまくいかなくなったときに、人間は自分の行動を柔軟に変化させることができるのですが、このことを、専門用語では「反転学習」と言います。つまり、健康な人は、それまでうまくいっていたけれども、ある時点からその行動がうまくいかなくなったときに、自分の行動パターンを切り替えることができるのですが、ここで紹介した借金が止まらない患者さんは、それができなかったのです。

こういう課題を脳に傷のある患者さんに実施してもらうだけでなくて、ＭＲＩという装置に健康な人に入ってもらって、実際にギャンブルの課題をしているときに、脳のどの場所が活動するだろうということを調べることもできます。そのような研究方法のことを機能的脳画像研究といいます。こういった研究手法によっても、前頭葉の特定の場所が、いま述べたような判断、つまり柔軟に自分の行動を反転させる、ということと関係しているということが、分かってきました。

さて、ここまでのところで私が言いたかったのは、柔軟性というのは、熱中と依存症を隔てる一つの因子かもしれないということです。つまり、失敗を重ねたときに行動を変化させることができるかどうか、ということです。パチンコであっても競馬であっても、好奇心から始める人はたくさんいるはずです。なかには、やり過ぎてしまう人もいるでしょう。けれども、そうこうするうちに、どんどん損失が大きくなって生活費までも圧迫するようになったときに、これはちょっとやめておこうかというふうに、そこで切り替えられるかどうか。それができるかできないかが、熱中と依存症を隔てる大きな境目になっていると思うのです。

さらには、こういったことに関わるような脳の場所が、このあたりかなというようなことがわかってきました。そのことは、現時点では、脳科学者の好奇心を満足させるだけかもしれません。しかし、ものごとの仕組みが分かってくるということは、将来的には、依存症をどう治療したらいいかということにもつながる可能性を秘めているわけです。脳に直接働き掛けるような方法が見つかってくるかもしれないわけですから。脳を知ることはそういうメリットもあるのです。

さて、ここまでは、熱中と依存症を分けるという一つの軸は柔軟性である、という話でした。続けて、熱中と依存症を隔てるもう一つの軸について話したいと思います。

八　人を思いやる心

もう一つは、利己性と利他性という軸です。こういうことは一見、依存症にはあまり関係なさそうに思えるのですが、実は意外に健康と病気の境目ではないかと私は思っているのです。

依存というのは、考えてみると、携帯電話にしてもインターネットにしてもそうなのですが、それ自体はそこを情報が通っていく単なる媒体といいますか、便利なものであって、それがどうだということではないと思うのです。むしろ問題は、その媒体の先にある行動ではないかと思うのです。例えばインターネットのような媒体の匿名性を利用して、人を傷付けるような中傷が極端になってきたとしたら、そのことのほうがむしろ問題ではないかと思えるのです。

つまり、健全な熱中と、病的な依存を分かつ一つの基準は、どのぐらいそのことにのめりこんでいるかということだけではなくて、そこから派生する行為の質、そこで何をしているかということではないなというのが、私の考えです。

そういう意味で、また脳に傷のある人の例を出してみます。今回は、私が診た患者さんではなくて論文から引いたものですけれど（Anderson, S.W., Bechara, A., Damasio, H., et al. "Impairment of social and moral behaviour related to early damage in human prefrontal cortex," *Nat. Neurosci*, 2, pp.1032–1037, 1999.）、次のような患者さんがいます。

前頭葉に幼少期に傷を受けた人なのですが、他者の喜びとか、他者の痛みが理解できず、盗みや万引、頻繁に嘘をつくなど、他者を傷つけるような行動を、大人になっても繰り返してしまうのです。

第二章の谷岡一郎先生のお話にも、嘘をつくことが始まったら、これはいよいよ依存症かなという話がありました。その極端な場合が、このような患者さんで、他者を傷つける行為を繰り返しても、反省したり後悔したりという気持ちがわいてこない人たちがいるのです。そしてそのような行動は、幼少期に受けた前頭葉の傷との関係があるのではないか、との仮説が出されているのです。

このような例からは、他者へ配慮すること、あるいは思いやりの気持ちの有無というのは、健康な熱中と病的な依存を分かつ一つの基準ではないだろうか、という発想が浮かぶわけです。

どのぐらいのめりこみ、はまっているかという程度が問題なのではなくて、それが他の人を傷つけているかどうか、逆に言うと、他の人を喜ばせているかどうかということが、健康と病気の境界と考えられるわけです。スポーツ選手などでは、他のことは放っておいて、自分の技術を磨くことだけに日夜打ち込んでいる人がいます。その結果としてのすばらしいパフォーマンスが、スポーツを観戦する人の喜びにもなるのですが、こういう場合に、そういうスポーツ選手のことを病的な依存症と呼ぶのはためらいを感じますね。

逆にご自分が自分の小遣いの範囲で、ギャンブルにはまっているうちはよいとしても、そのために家庭の生活費まで使ってしまって、さらには家族離散という状況にまで至ったとしたら、これはやはり病的な依存症というべきでしょう。つまり、のめり込みの程度という問題ではなくて、そこから派生する問題の質が、健康と病気を隔てる一つの基準となるのかもしれないとう発想です。

自分のことだけでなく他者に気遣うことができること、そのことは利他性とか愛他性とか言われますが、こういうことに関連する脳の場所も分かりつつありますので、今述べたようなことを脳科学から研究していくことも今後、可能になってくるかなと思います。

ここまで、健康な熱中と病的な依存症を分かつ二つの因子について考えてきました。柔軟性と利他性です。

九　依存症になりやすい人

では、そもそも、依存症になりやすい人、体質や性格のようなものは存在するのでしょうか？　人が人生において何を重んじるのかということ、それは言い換えれば、その人の性格といってもよいかもしれません。こういった性格は、生まれながら、あるいは幼少期の養育とかで決まってくるところが大きいのです。大人になってから、どういうふうに自己トレーニングしたかということももちろん重要ですし、あるいは社会のルールや道徳の影響も重要です。しかし、人間の行動パターンというのは、一定程度まで、幼少期に決まっている部分もあるという点は見過ごすことはできません。

そういうことを示す一つの研究があります。インターネット依存のことを非常に重要視している韓国からの報告です。脳の中のセロトニン神経系の機能にかかわる遺伝子のパターンを測って、インターネット依存症の人で、ある遺伝子のパターンが多いかどうかを測ると、関連性が見つかったという報告です。不安が強くて、悲観的で内気な気質の人というのは、セロトニン神経系に関わるあるパターンの遺伝子を持っていることが多くて、そういう人はインターネット依存になりやすいというデータです。

つまり、インターネット依存は、もちろん遺伝で決まるとまではいえないけれども、遺伝が影響を与えることもあり得るということです。こうした生まれもった体質も、もしかすると、健康な熱中と病的な依存症を境界づける一つの基準になってくるかもしれません。

このように見てきますと、依存症と熱中の境界は、一つの境界線で決まるのではないということを納得していただけるかと思います。遺伝子がこうだから依存症と言い切ることもできないし、頭が柔軟でないから依存症だと言い切ることもできないのです。つまり、健康と病気の境界は、いくつかのところに切り口があって、その切り口ごとに、それぞれを調べていくような学問の分野があると言えるでしょう。遺伝子を調べる研究、脳を調べる研究、家族心理や社会心理を調べる研究など、どの切り口を見るかによって、そこに関係してくる学問とか研究方法も変わってくるわけです。

切り口は他にもあります。実際、依存症のような事態は、本人一人に任せておいては駄目かもしれません。谷岡先生はパターナリズムという言葉を使っておられましたが（第二章）、周囲からの規制といいますか、ある程度道しるべをつくってあげることも一方で重要でしょう。つまり、リベラリズムだけでは駄目で、社会的ルールというものも必要なわけです。社会的ルールは、本人の脳というよりは、文化とか、あるいは国がつくる法律なのですが、こういったものも、依存症の発生率ということに当然影響するはずです。つまり、病的な依存症に陥らせず、健康な熱中にとどめおく力は、本人の脳のレベルだけでなく、社会の仕組みにも存在するのです。

さらには、社会コミュニケーション能力と呼ばれる能力も、依存症と関係すると考えられます。精神科の病気で広汎性発達障害、少し言い換えれば自閉症と呼ばれる病気がありますが、これらの患者さんで、ギャンブル依存になる方が多いというデータもあります。コミュニケーション障害があって、結果的に、特定のものやプロセスに過剰にのめり込んでしまうということが生じているのかもしれません。

要するに熱中と依存症の境界は、いろんなところに軸があるので、一つの観点からの説明だけで依存症というものを説明しようとしても、それは無理であるということが言えるかと思います。

おわりに

以上のようなことを踏まえた上で、治療に対するヒントを考えてみたいと思います。これまでお話してきたことから想像いただけますように、一人ひとりの人で、いま問題となっているのは、どの水準かによって治療法は変わってくるはずです。

基本的な意思決定のところが問題であれば、薬物療法という選択肢もあるでしょうし、あるいは行動療法という心理療法の技法も有効かもしれません。性格や体質のようなことが関わってきた場合も、薬物療法の効果があるかもしれません。利己性・利他性というようなところが関連しているのであれば、家族内問題を扱うようなことが大事になってくるでしょう。あるいは個人にアプローチするのではなくて、法律などで外から規制をかけるというやり方もあるでしょう。つまり、それぞれの人の問題に応じて、さまざまな切り口で、治療という意味でも切り込んでいけるということが言えるかなと思います。

さて、図3-3には、人間の行動を決めるいくつかの因子を列挙しました。ある人は利己的な価値規範で行動し、別の人は社会規範にできるだけ則って行動するというように、人によって、その行動を決める価値規範には違いがあり、それはある意味当然のことなのですが、問題は、一人の人間の中でも、矛盾した価値規範が並存していることが結構あるということなのです。ギャンブル、例えば競馬について依存症の状態に陥っているある人のことを考えてみましょう。この人は、自分が楽しければそれでいいのだよ、だから、もう競馬はやめないと述べます。その場の報酬という意味からの価値観にしたがって、もうやめないと言っているのです。

ところが、その同じ人が、こんなことをしていて、家族には本当に申し訳ないなという気持ちを、ぽろりとおっしゃるのです。つまり、この人は、まったくの自己中心の快楽主義者というだけではなくて、他者配慮という価値観も同時に持っているのです。さらに、それと同時に、楽しいか楽しくないかということが問題ではなくて、賭けごとは駄目だということを述べることもあるのです。倫理とか文化から方向づけられる道徳観、倫理観も持っているのです。

患者さんとして治療に来られる方の中には、一人の方がこのようにいくつもの価値規範を同時に抱えていて、その中で方向づけが難しくなり、立ち往生になっていることが、実はよくあるのです。

こういうときの治療の技法としては、「動機づけ面接」と呼ばれる面接技法が知られています。これは、異なる価値基準が一人の人間の中で矛盾して存在して、人が立ち往生になっているときに、本人の意思を尊重しながら、それらを和解させて、自らが一定の方向を選び取ることを支援していく、そういう方法です。依存症の治療のレパートリーの中には、こういうような技法も可能性として含まれるでしょう。

そろそろ、まとめに入りたいと思います。依存と熱中の境界ということについて、これから述べますことは提案で、これが答えではありません。このこと自体をこれから皆で研究していきたいと思っています。多くの方からいろんなご提案をいただいて考えていきたいことなのですけれども、いま仮の答えを出してみますと、その境界としては、一つは、頭の柔軟性、行動の柔軟性、陥った行動から切り替えることができる力ということが挙げられます。

もう一つの境界は、他者配慮です。自分だけがよければいいということではなくて、他者に配慮する力があるかどうかです。さらにもう一つの境界は、その人のもともとの性格・体質です。最後に、社会規範や法律に従っての自己コントロール。このように、境界線はいくつもあるのではないかと思います。

　つまり健康な熱中も、病的な依存も非常に複合的な、さまざまな因子で決まってくるということです。ということで、今回のテーマである依存学の推進には、多様な分野の専門家の参入が必要ではないかと考えます。

　ドパミンなど、脳内の物質レベルの現象を見るのであれば基礎生物学ですし、脳の活動を見るのであれば脳科学です。もちろん依存という社会現象そのものを研究する必要がありますので社会学は重要ですし、子どもさんの教育に非常に大きく関係してくる問題ですから教育学も重要です。それから、当然経済学は重要ですし、さらには私のような精神医学や心理臨床。依存という現象は、こういうさまざまな観点からの切り口で見ていく必要があって、だからこそ、難しい問題なのですけれども、やりがいのあるテーマではないかと考えます。

第四章

薬物依存の神経科学

なぜ人間は日常生活の恒常性維持のみでは満足せず、このような超常的な体験を求めてきたのだろうか。

廣中直行

はじめに——薬物依存とは

1　人類と薬物

薬物依存は心身の健康を損なう重大な問題だと認識されている。だからこそ、覚せい剤や大麻など、ある種の薬物に手を出すことは、たとえ依存という状態に立ち至っていないとしても、ただちに犯罪になる。また、喫煙のような行為は自分自身ばかりでなく他人の健康に悪影響を与え、社会的に大きな損失をもたらすと考えられている。数年前の試算ではあるが、薬物問題の対策に費やされる社会的費用は年間およそ二六〇〇億円という。(1) この試算に基づけば、すべての国民が一人あたり約二〇〇〇円を薬物問題の対策に支出した勘定になる。しかし、乱用や依存が健康問題として認識されるようになった歴史は比較的新しい。それどころか、現在は有害と考えられている薬物の多くは過去何千年にもわたって人間に使用され続けてきたものなのである。

アルコール飲用の歴史は神話の時代にさかのぼることができる。西洋の人は麦からパンを作る。このとき発酵の技術を使うので、それを応用するとビールができる。古代の日本に住んでいた人々も、もちろんアルコール発酵を知っていたことは、八岐大蛇の伝説を思い出せばすぐにわかる。糖分があればアルコールを作ることができる。米、麦、芋、蕎麦、とうもろこし……世界の主食になっているもので酒になっていないものはない。

阿片も、紀元前一五五〇年ごろの古代エジプトの医書『エーベルス・パピルス』に利用法が記されている。ケシの実を傷つけて出てくる牛乳のような汁を固めたものは「子供がひどく泣くのをしずめることができる」という(2)。実際、アヘンのチンキは一九世紀のヨーロッパでも子どものいわゆる「カンの虫」の薬として使われたのである。

世界中で乱用が大問題になり、日本への本格上陸が懸念されているコカインは、南米に自生しているコカという木の葉に含まれるアルカロイドである。この葉を噛むと元気になるので、その作用の力を借りて、古代インカの人々は高い山の上に壮大な石造りの神殿を建てたのだろうと思われている。

マリファナはインド大麻の雌株の先を刻んでたばこに混ぜたものである。インド大麻の樹脂を練り固めたものをハシシュと言い、その話はマルコ・ポーロの『東方見聞録』にも出てくる。

日本で最も深刻な問題になっている覚せい剤（メタンフェタミン）は、もとはと言えば漢方の「麻黄（マオウ）」という風邪薬である。一八八五年、日本の薬理学の父、長井長義博士がマオウからエフェドリンという成分を抽出し、さらにエフェドリンからメタンフェタミンを作った。日本でも欧米でも、これはもともと喘息の薬であった。

シンナーはいくら何でも合成のものではないかと思われるかも知れないが、この主成分であるトルエンは、もともと「トルーバルサム」という木の樹脂である。樹脂の中に油を溶かすものがあり、これが顔料を薄めるために使われた。

人間は身近な植物の中から栄養になるものを探し、それを食物として栽培してきた。また、創傷や疾病の治療に有効なものを見つけ、それを医薬品として使用してきた。また、脳の活動に影響を与え、陶酔感や高揚感をもたらすものを祝祭や宗教儀式に用いてきた。これら三者は同じ動機を持つ行為である。今ではこの最後のものだけが「良くない」とされているが、多少とも薬理学を学んだ者にとっては、化学物質の発見と利用を善玉と悪玉に分ける考えには違和感を覚える。依存性薬物の薬理作用や、その薬理作用を受け止める神経機能を研究することによって、なぜ人類は精神を変容させるような化学物質を欲してきたのかという問題を考えてみることができるように思うのである。

2　中毒、乱用、依存

薬物依存をめぐる基本的な概念は、未だに混乱したままである。さらに、ギャンブルやセックスなど、薬物以外の対象への「依存」が考えられるに至って、混乱にいっそう拍車がかかったとも言える。

しかし、特定の概念、あるいは用語は、その背後に特定の問題があることを想定している。何を表すときにどんな言葉を使うかは重要な問題である。

例えば、「中毒（intoxication）」という言葉がある。この言葉が問題にしているのは、化学物質を使ったときに起こる有害な結果である。中毒には急性のものと慢性のものがある。例えば大量に飲酒して酩酊し、意識障害に陥ったとすると、それはアルコールの急性中毒、長年の大量飲酒によって肝機能に異常が出たとすると、それは慢性中毒である。

次に「乱用（abuse）」という言葉がある。乱用とは、例えば飲酒運転のように、この状況で化学物質を使うべきではないという危険を認識している状況で物質を繰り返して使ってしまう行為、あるいは、俗に「酒乱の人」と言われるように、社会的な問題や対人関係の問題が起こるとわかっているのに物質の使用を続ける行為を言う。「用いる」という字が使われていることからもわかるように、これは行為を示している。

では「依存（dependence）」とは何か？　薬物依存をＷＨＯの専門家会議の決定に従って最も正確に表現すると、「生体と薬物の相互作用の結果生じた特定の精神的、ときに精神的および身体的状態」であり、その状態の特徴は、「ある薬物の精神効果を体験するため、また、ときに退薬による苦痛を逃れるため、その薬物を連続的あるいは周期的に摂取したいという強迫的欲求を常に伴う行動やその他の反応」が見られることである。(3)　つまり依存とは状態であり、その本質的な特徴は「強迫的な欲求」

にある。依存は記述的な概念であり、「良い」とか「悪い」とかいう価値判断を含むものではない。ただし、依存の概念が精神医学の診断基準に取り入れられたときに、「臨床的に重大な障害や苦痛を引き起こす物質使用の不適応的な様式」という一節が加えられ[4]、「悪いこと」というニュアンスが入った。

「乱用」という行為を繰り返すと「依存」という状態になり、「依存」という状態が存在すると、さらなる「乱用」を招く。その過程でいろいろな中毒症状による弊害が出てくる。この関係を整理すると図4-1のようになる[5]。

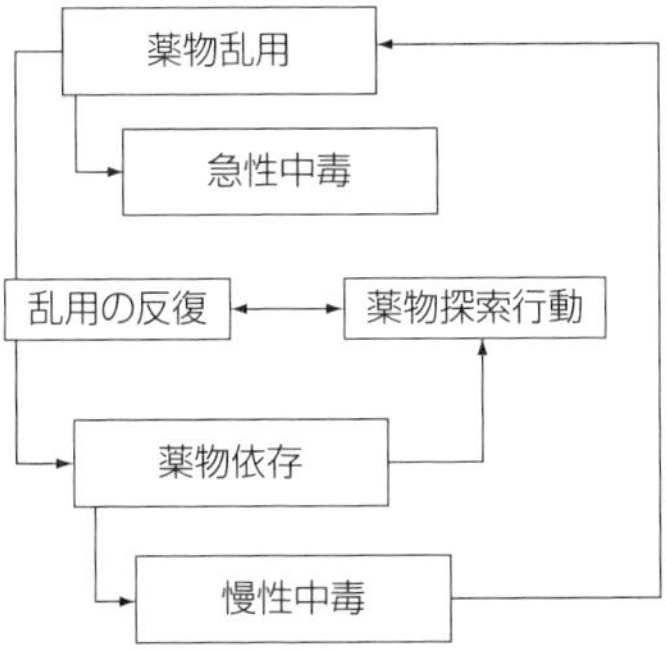

図4－1　乱用・依存・中毒

和田（2000）に基づいて描く（文献5）。

薬物依存には精神依存と身体依存とがある。精神依存とは、ある薬物の薬理作用を経験するため、その薬物を摂取したいという欲求が存在している状態をいう。身体依存とは、生体が薬物の影響下にあることに適応した結果、薬理作用が減弱すると病的症候（退薬症候）が出てくるようになった状態をいう[3]。両者は全く違うもので、精神依存は後で述べるように、脳内の報酬探索の神経機構に関連づけられるが、身体依存はそうではない。退薬症候を軽減させる薬物は身体依存の治療には使えるが、精神依存の治療には使えない。

臨床家の中には、こういう区別は「どうでもよい」という人もおり、包括的にいろいろなことを表す「嗜癖（addiction）」という概念の方が適切だという意見もある。(6)しかしこれはどうやら「依存とは身体依存のことである」という誤解に基づいた意見のようだ。その誤解の上に、疼痛や精神疾患の治療のために持続的な薬物投与が必要な患者までも「依存」であるという誤解が重なった。さらに、「依存は良くない」という一般的なイメージのせいで、こうした患者が適切な治療が受けられなくなるという心配が出てきた。したがって「依存」はやめて「嗜癖」にしようというのである。たしかに、医薬品に対する「依存」という言葉が安直に使われる傾向はある。これと似たような問題はWHOも「抗うつ薬が依存を起こす」という市販後調査結果があらわれて、専門家会議で検討したことがある。そのときは「依存」の概念が拡大解釈されていることが問題で、言葉の適切な使い方を徹底しなければならないという結論になった。(7)

3　依存は心の問題か薬の問題か？

二〇世紀の前半までは、薬物依存は特別な精神状態を持った人の「心の病気」だと思われていた。例えば、日本の著名な薬理学者であった宮崎三郎は、一九四七年に出版した一般向けの薬理啓蒙書、『薬効分析』の中で「渇望は単なる心理的なものだと説明されないでもない…（中略）…之等の毒物に対する惑溺に陥りやすい人間と然らざる者とがある。即ちモルヒネを用うる機会に遭遇する人間は多数であろうが、その全てがモルヒネ中毒にかかるものではない。何かそこに精神的な先天的欠陥があるように思われる」と書いている（漢字と仮名遣いは現代風にあらためた）(8)。この本は当時としては薬物の乱用や依存を詳しく扱っており、かなり画期的な本だと言えるが、問題なのは博士がこの節に続けて、民族による差にまで話を進めたことである。それは単なる憶測で、何の根拠もない。しかし、今でも一般向けの健康本などには「こんな人が依存になりやすい」という話が出ており、その中にはどうやって調べたのかわからないものもある。

現在では、薬物依存のことを理解するためには薬物の問題と、ヒトの心理の問題、薬物の入手しやすさなどの社会環境の問題の三者を総合的に考えなければならないと思われている(9)。しかし、このうち薬物の性質に関する研究が進んだのは二〇世紀の後半になってからだった。具体的には、次節で述べるように、薬物の「強化効果」という特殊な効果が発見されたことが薬物依存研究の大きな転換になった。すなわち、ある種の薬物が乱用され、依存状態を起こすのは、特定の人々の精神的な問題ではなく、薬物固有の性質である。この考えが確立したのがだいたい一九六〇年代半ばのことであり、これ以後、薬物依存は薬理学の問題になった。こうして一九七〇年代から八〇年代にかけて、ヒトに乱用され、依存状態を招く薬物の作用機序に関する研究が大きく進んだ。今でもその流れは続いており、分子レベルの研究が進んでいる。

ただし、薬物の効果は薬物という分子と生体との相互作用として出てくる。生体側の条件によっては、同じような薬物を体験しても依存になる場合とならない場合とがある。この生体側の条件を解明する良い手だてはなかなか存在しなかったが、一九九〇年代の後半から脳の科学が著しく進歩し、薬物依存は再び「心の問題」として、しかも神経科学の力を得て新たな光が当てられた問題として研究が進められている。

なお、これからの話には動物実験の話題が多い。動物実験にはいろいろな批判があろうが、医学・薬理学の動物実験は普通に思われている以上に慎重な倫理的配慮のもとに行われ、生体から反応をとらなければわからない問題に限って最小限の動物実験が行われているのが現状である。動物実験の成果は、「ヒトもまた動物である」という視点を我々に与えてくれる。

一　依存性薬物の三大効果

1　強化効果

一九六二年、アップジョンという製薬会社のJames Weeksはラットの静脈にカテーテルを植え込み、モルヒネの溶液を定期的に注入し、ラットをモルヒネの「中毒」にした。そのラットがレバースイッチを押すと、このカテーテルからモルヒネが注入されるようにしておく。そうすると、レバー押しの回数が増えた(10)。つまり、それまでに考えられていたとおり、「退薬症候（禁断症状）の苦痛から逃れるために薬物が乱用される」現象が実験動物でも再現できたわけである。

ところがその後、当時フルブライト奨学生としてミシガン大学に留学していた柳田知司博士らが行った実験で、必ずしも薬物の定期的な前処置は必要ないことがわかった。柳田博士らが用いた動物はアカゲザルだったが、ある種の薬物は最初から自発的に摂取される。(11) その薬物は、具体的にはモルヒネ、コデイン、コカイン、d-アンフェタミン、ペントバルビタール、エタノール、カフェインだった。マリファナの成分（テトラヒドロカンナビノール）やLSDのように幻覚を起こすものを除いて、ヒトに乱用される薬物のほとんどをカバーしている。この研究によって「薬物の自己投与（self administration : SA）」という薬理学の新しい実験法が確立した。ある薬物を自発的なレバー押しに随伴させて注入すると、その後のレバー押し行動の頻度が増加する。それは薬物に固有の効果である。この効果は心理学のオペラント条件づけのターミノロジーにならって「強化効果」と呼ばれるようになった。

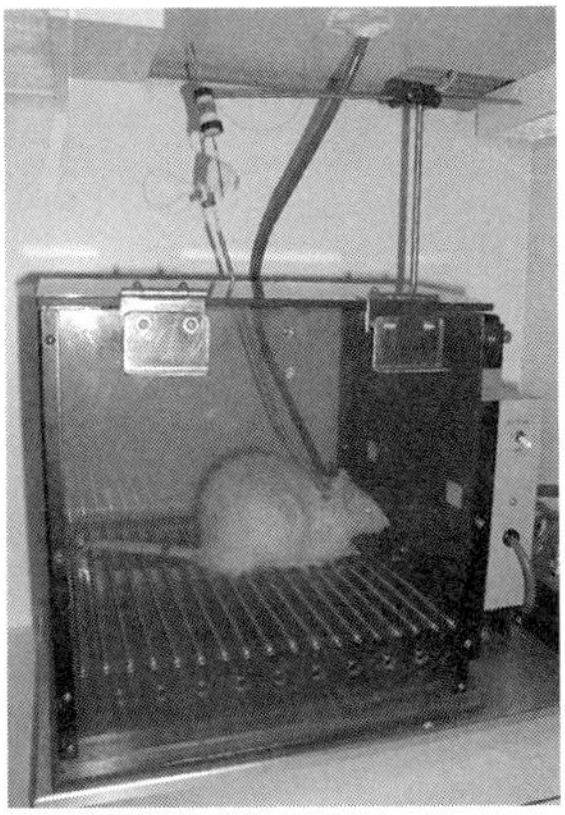

図４－２　自己投与実験

ラットの静脈内薬物自己投与実験場面。

図4-2に我々がラットで行ったコカインの静脈内自己投与の実験場面を示す。天井に円筒のようなものが見えるが、それは左右に軽く自在に回転するジョイントである。細いシリコンチューブがこのジョイント

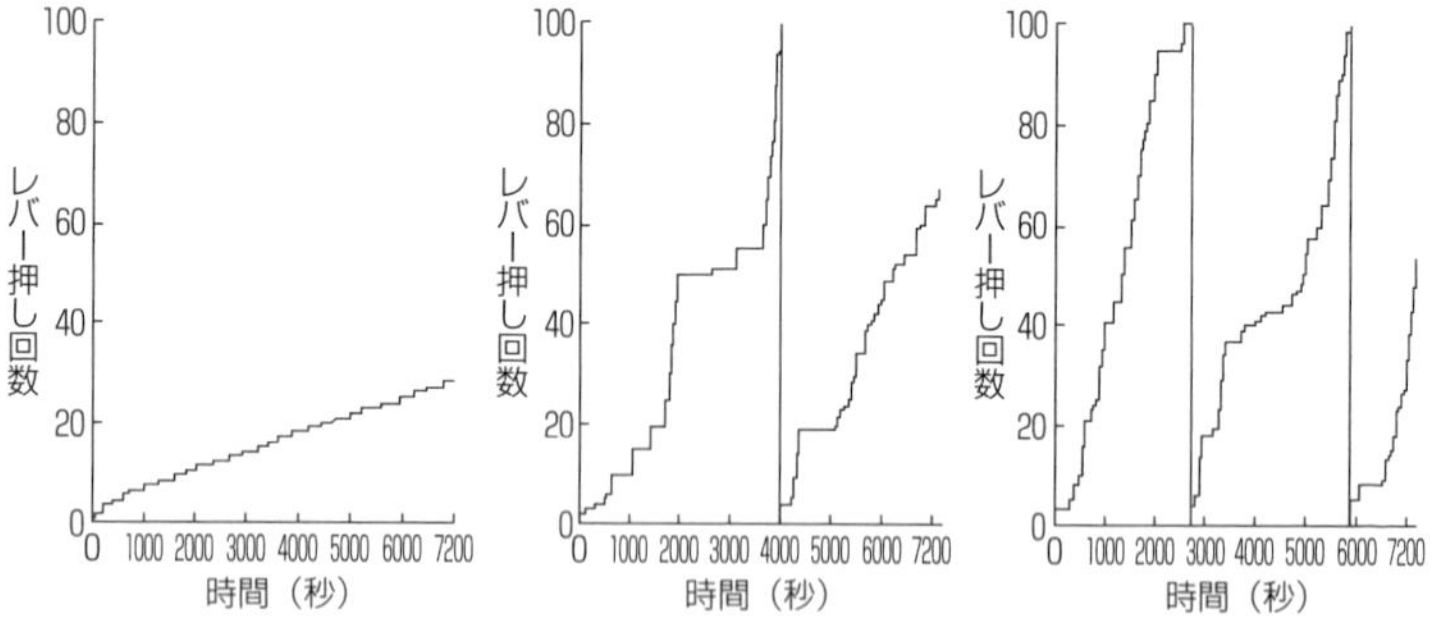

図４－３　コカインの自己投与

ラットの静脈内コカイン自己投与実験。ラット１匹の実験結果を示す。

を介してスプリングコイルの中を通り、ラットの首から頸静脈に入っている。天井の上には薬液の自動ポンプがある。ラットの前面に二つ白い四角形が見えるが、その下にレバースイッチがあり、ラットがレバーを押すと少量の薬液が注入される。もう一本灰色の太いチューブが見えるが、これは脳の神経活動を記録するためのリード線を格納するためのものである。

図4-3には我々が実験したラット（一匹）の自己投与結果を示す。この実験では一回の注入でコカイン0.6mg/kgが静脈内に入る。横軸は秒単位の時間で、七二〇〇秒と読めるので二時間分の記録である。縦軸はレバー押しの回数を累積の形で示している。勾配が急なほど単位時間あたりのレバー押し回数が多い。左の図は訓練初日で、レバーを一回押すと一回の注入が起る。この条件で初日から二時間で三〇回程度のレバー押しがあった。中央の図はその一週間後で、レバー押し五回に対して一回の注入を行った。二時間で一七〇回近くレバーを押しているが、注入回数はやはり三〇回程度で、コカインの自己投与回

数はこの程度で安定したと思われる。右の図はその翌日にコカイン溶液を生理食塩水に変えたところで、一時的ではあるがレバー押し回数は劇的に増える。これは「欲求不満」による行動の活性化と見られる。

このような「強化効果」は薬物に固有の性質である。しかしそれは、行動に随伴して提示した時に、後にその行動の生起頻度を増やすという性質を記述しているだけであって、動物も薬物を「好む」とか、薬物が「快感を起こす」とかいう言い方は正しくない。

2　自覚効果

それでは動物が何を感じているかを知る手段がないかというと、ないわけでもない。一九五〇年代の後半から六〇年代の初頭にかけては、実験心理学と薬理学が結合し、いろいろな行動実験が工夫された時代であった。この時期に開発された実験に「薬物弁別」というものがある。

「弁別」とは環境刺激によって行動が統制されていることを意味する。赤信号は止まれ、青信号は進め、というのは弁別の一例である。体内で起こっている出来事も弁別刺激になる。一九六四年、Donald Overton はラットに少量のペントバルビタールを投与して（麻酔薬だが麻酔効果が出るほどの量ではない）、迷路から逃げることを学習させ、薬の効果が切れた状態では学習したことをあまり思い出せないが、再び薬を投与するとよく思い出すことを見いだした。[12]この実験は「薬のあるとき」と「薬のな

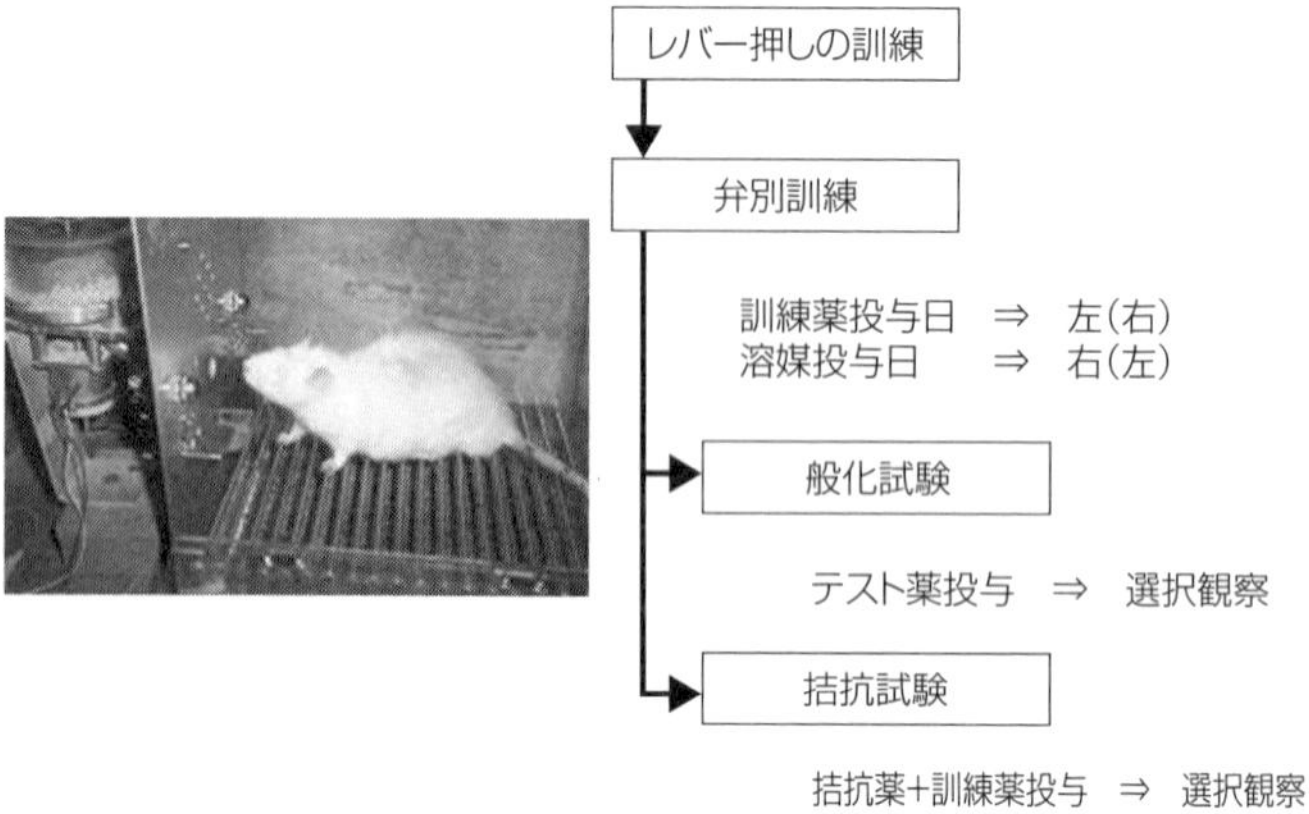

図4－4　薬物弁別実験の場面（左）と実験の流れ（右）

いとき」を動物が弁別していることを示唆するものだった。

この実験はほどなく薬理学に応用されるようになった。その後の実験の主流は迷路ではなく、図4-4の左に示すように、レバースイッチの二個ついた実験装置（オペラント実験箱）である。この実験の基本的な流れを図4-4の右に示す。訓練薬、例えば覚せい剤を投与した日には、左を「正答側」と恣意的に定め、左側のレバー押しに対して餌を与えるが、右側のレバー押しには何も与えない。別の日には生理食塩水を投与し、このときは右を「正答側」と定め、右側のレバー押しに対して餌を与える。投与のスケジュールはなるべく規則性を持たないように工夫する。このような訓練を繰り返すと、動物はその日に何を投与されたかに応じて左右を正しく選択するようになる。これはすなわち、薬物を投与されたときに生じる何らかの感覚を手がかりにした弁別行動が形成されたものと考えられる。

そのような感覚は、人間の場合は、例えば「この薬を飲むと楽しいような気分になりますか?」、「この薬を飲むと何となくぼんやりしたような気分になりますか?」といったような質問に対する答えとして得られる「自覚効果」であろう。ただし動物の場合は擬人的な表現を避けるために「自覚」とは言わず、「弁別刺激効果」と呼んでいる。これが「薬物弁別（drug discrimination）」の実験である。

薬物弁別の実験は弁別行動が形成されて終わりではない。弁別が形成されてからが本番と言える。例えば「般化試験」と呼ばれるテストでは、効果が未知のテスト薬物を投与し、動物がどちらのレバーを押すかを調べる。もしも訓練薬と同じ方のレバーを押したら、テスト薬物を投与されたときに生じた（人間で言えば）自覚効果が、訓練薬の自覚効果と似ているのではないかと推測できるわけである。

また、「拮抗試験」と呼ばれるテストでは、訓練薬と一緒に別の薬物を投与し、訓練薬の自覚効果が消えるかどうか（つまり生理食塩水側のレバーを押すようになるかどうか）を調べる。このような実験から、薬物の弁別刺激効果は、脳内の薬物の作用点をかなり正確に反映していることが明らかになった。我々もまた、コカインと生理食塩水を弁別したサルにグルタミン酸受容体の拮抗薬を与えると、拮抗するというほどではないが、コカインの弁別刺激効果に対する感度が鈍くなることを報告した(13)。コカインと言えばたいていドパミンに作用するものと思われているが、それだけとは限らない。ドパミンとグルタミン酸の協調のようなものがあるらしい。

動物は薬物の効果をどのように感じているかを言語的に報告することはないが、「この薬物とあの薬物は似ているか?」、「この薬物とあの薬物は似ていないか?」という質問に答えることはできる。薬物弁別の実験は、現在のところ、動物の「内的な世界」に迫ることのできる唯一の方法であり、新しく開発された薬物が既存の依存性薬物の代用品として乱用されるおそれがないかどうかを試験できる方法でもある。

3　報酬効果

一九八〇年代から薬物依存の研究には新たな行動実験が加わった。それは"conditioned place preference"（略してCPPと呼ぶ）という方法であり、日本語訳は長らく定着していなかったが、現在では「条件づけ場所嗜好性実験」と呼ばれている。この実験のもとになった観察は古く、一九五〇年代にBeachがラットを使ってY字型の迷路でモルヒネを投与し、モルヒネを投与された走路の中にラットが長い間とどまっていることを発見したという実験報告である。[14] この観察が今日行われるような薬理試験の形に整えられたのは一九七〇年代の半ばであった。[15] それにしても、余談ではあるが、この領域の研究史を見ると、最初の重要な報告が心理学の雑誌に発表されていることが実に多い。

この実験の基本は非常に簡単である。図4-5の左に示すように、白と黒のコンパートメントから成る装置を用いる。なお、色は白でも黒でも、要は二つのコンパートメントの環境が違うことがラットやマウスにわかればよい。我々は壁の色ばかりでなく、床の足触りも変えてある。白い方は細かいブツブツのある床材を使っているが、黒い方には眼の細かいメッシュが敷いてある。この図では二つのコンパートメント間に灰色の緩衝区間があるが、それがないタイプの装置もある。我々はラットがコンパートメントに入る前の神経活動に興味があったために、緩衝区間のあるタイプを用いた。

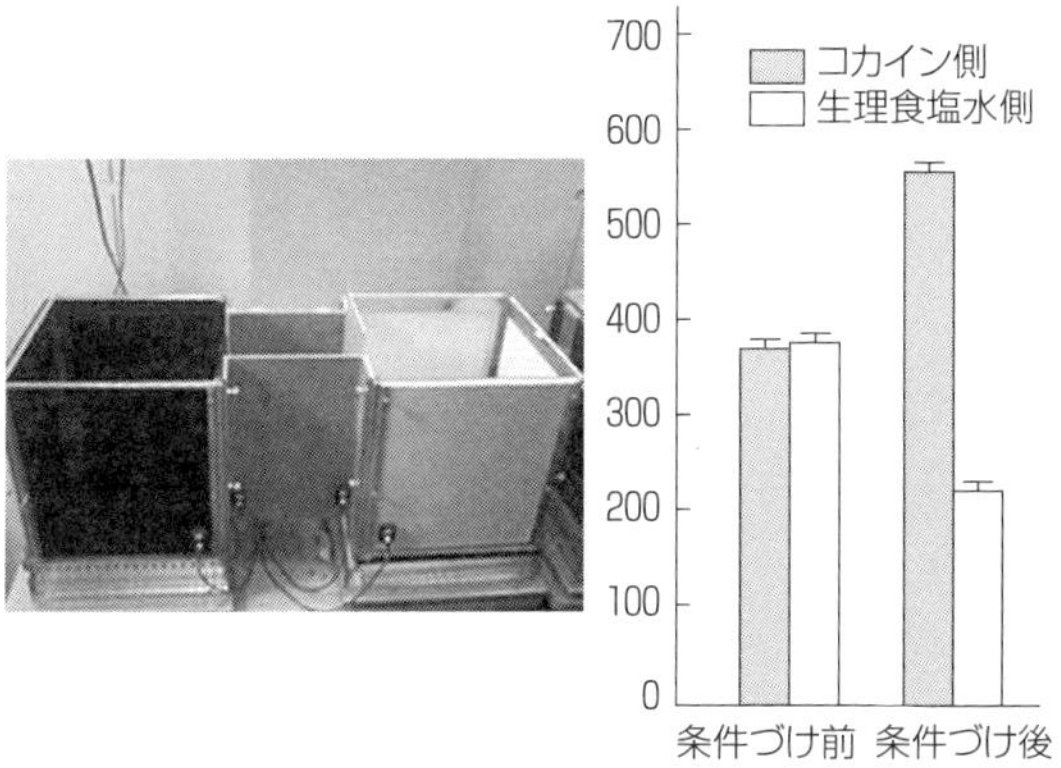

図4－5　条件づけ場所嗜好性実験

条件づけ場所嗜好性実験の場面（左）とコカインを使った実験例（右）。
右はラット10匹の平均値と標準偏差である。

まず、コンパートメント間の仕切りを取って動物を自由に探索させ、それぞれのコンパートメントに滞在した累計時間を測定する。このときにはどちらのコンパートメントに対しても著しい選好が出ないように照明等の環境条件を設定しておく。その後、ある日には麻薬（我々の実験では塩酸コカイン、15mg/kg、腹腔内）を投与して白か黒のいずれかのコンパートメントにラットを放置する（放置する適切な時間は薬物毎に異なるが、コカインの場合は投与直後から三〇分間）。別の日には生理食塩液を投与して、反対側のコンパートメントに放置する。このような「条件づけ」を数回（我々の場合は交互に三回の計六回）行い、その後再びコンパートメント間の仕切りを取って双方の滞在時間を測定する。このときには何も投与しない。麻薬のように報酬効果のある薬物を使って条件づけを行うと、薬物側コンパートメントの滞在時間が増加する（図4-5右）。

このように滞在時間が増加する理由は、薬物の「好ましい」効果を無条件刺激、その効果を体験した環境を条件刺激として、パブロフ型の条件づけが成立したからだと考えられている。しかし、なぜ「好ましい」方に動物の体が寄るのかはよくわからない。また、「好ましい」という言葉も適切ではない。というのも、なぜその薬物体験が好ましいとわかるかと言えば、その環境側に体が寄るからであり、ではなぜその環境側に体が寄るのかと言うと、その薬物体験が好ましいからだということになって、循環論法に陥ってしまうからである。しかし、とりあえずはその「好ましい」薬物効果を「報酬効果」と呼ぶことにしている。

報酬と強化は非常によく似た概念で、事実、ＣＰＰの実験は自己投与の代用になると考えられているが、両者は微妙に異なる(16)。報酬というのは接近行動を起こさせるような事物の性質のことである。これに対して強化とは、行動に随伴して何かを生起させる操作を言う。強化になるような刺激（事物）は強化子と呼ぶ。報酬と強化の使い分けは、お金を例にとって説明するとわかりやすいだろう。お金は、目の前にぶら下がっているだけで接近行動を起こすという意味で報酬効果を持っている。しかし、それを手に入れることができなければ、強化子ではない。誰かが私の労働の対価としてお金をくれて、その後に私がさらに熱心に働くようになれば、お金をくれるという操作は強化であり、このとき紙幣ははじめて強化子になる。報酬効果というのは事物の持つ潜在的な性質のことだと考えても良いかも知れない。

ＣＰＰの実験は薬物が潜在的な報酬になり得るかどうかを調べている。ほとんどの場合、報酬効果は強化効果と一致するが、アルコールやペントバルビタールのような抑制系の薬物ではなかなかＣＰＰが形成されない。また、この実験の特徴は、ある薬物が嫌悪効果を持つかどうかも検討できることである。そのような薬物の場合は、薬物を体験した環境での動物の滞在時間が減少する。(17) 報酬効果と嫌悪効果を総称して、薬物の「動機づけ効果」(motivational effect) と呼ぶこともある。

4　薬物依存は薬の問題

このような実験が確立したことによって、薬物依存はまずもって薬理学の問題であるという認識が成立した。依存を起こさせるような性質（依存形成能という）は、特定の薬物に固有の性質なのであった。そのような薬物の中には、中枢神経系の活動を興奮させるものや抑制させるもの、身体依存を起こすものや起こさないものなど、いろいろなタイプがある。したがって本当はすべての問題を「薬物依存」と総称せず、代表的な薬物の名前を修飾語につけて、「モルヒネ型依存」、「アンフェタミン型依存」などと言うのが正しいのである。主な薬物依存とそのタイプを表4-1に示す。この表では問

表4－1　主な薬物依存の型と特徴

	中枢神経系作用	精神依存	薬物探索行動による問題	耐性	身体依存	急性精神毒性	慢性精神毒性
モルヒネ型	抑制	+++	+++	+++	+++	+	+?
アルコール・バルビツレート型	抑制	++	++	++	++	++	++
アンフェタミン型	興奮	++	++	+	−	++	+++
コカイン型	興奮	+++	++	−	−	++	+++
大麻型	抑制	+	+	−	−	+	+?
LSD型	興奮	+	+	+	−	+++	+?
有機溶剤型	抑制	+	+	+?	+?	++	+?

（出所）加藤（1979）による（文献18）.

題の深刻さをプラス（＋）の数で示しているが、これは臨床的・社会的な側面も含めて総合的に評価したものである。今から三〇年前の文献によるものではあるが、その後の社会が世界的に薬物依存を「悪い」と考え、弊害を大きめに言うようになったので、その前の冷静な評価がうかがえて興味深い[18]。

なお、以上の実験は薬理学に取り入れられた年代順に紹介した。しかし、人が薬物依存になって行く過程を考えると、まず最初に薬物の自覚効果を「多幸感」、「高揚感」などと感じるプロセスがある。次に薬物の使用頻度が徐々に増えていくプロセスがある。最後には薬物と連合した刺激（環境や事物など）に触れたときに、薬物が欲しくなる「渇望」が生じるようになる。その順番を考えると、これらの実験はＤＤ↓ＳＡ↓ＣＰＰの順に並ぶことになる。

二　薬物に反応する脳

1　強化効果の基礎——報酬系

何が依存を起こすような化学物質に人間を引き寄せるのだろうか？その秘密は動物や人間の脳にある。脳の中にこのような化学物質にとりわけ敏感に反応する神経系が存在している。

最初の発見はネズミ（ラット）の実験だった。

一九五〇年代初頭、ハーバード大学で社会心理学を専攻して博士号を取ったJames Oldsは、当時の最先端であった脳と心の関係を研究しようと、カナダのマギル大学に留学した。そこにはDonald Hebbという有名な生理心理学者がいたからである。当時、脳幹に端を発して脳全体を覚醒させる神経経路の話が有名になっていた。そこでOldsと共同研究者のPeter Milnerは、この経路を電気で刺激すると動物の行動が活発になり、学習成績が向上するのではないかと考えた。二人は広い箱に入れたラットの脳に細い電極を差して、その先端から弱い電流を与えてみたが、予想に反してそのラットが見せた行動は、電気刺激を受けた場所に体が寄って行く、というものであった。これは何なのか？後で分かったことだが、彼らの実験は失敗していて、電極の位置が覚醒系からずいぶん外れていたのである。しかし、これが大きな発見につながった。体が寄って行くのは、普通に考えたら「その場所が好きになったのだろう」と思える。だが、当時の心理学ではこんな主観的な説明は受け入れられなかった。

彼らは木で自作の箱を作り、レバーを押したら脳に電気が与えられるという実験を行った。これはちょうど、前に述べた薬物の自己投与（SA）に似た実験である。この場合は脳を電気で刺激するので「脳内自己刺激」と言う。そうすると、電極の場所によっては、ラットが頻繁にレバー押しをするようになった。しかもそのレバー押しは、餌よりも水よりも電気刺激の方が強い強化効果を持つように見えるものであった。

「場所によっては」と書いたが、それは一体脳のどこか？いろいろな部位に電極を入れて自己刺激行動を試した実験から、ほどなく腹側被蓋野から側坐核に至る経路が重要であることがわかり、彼らはこの経路を「報酬系」と名付けた（報償系と書いてある文献もある）（図4-6）。Oldsは報酬系の自己刺激行動が薬物依存に近いものであることに気付いていた[19]。ただ、「報酬系」の発見から依存性薬物の作用機序解明までには長い時間がかかった。そ

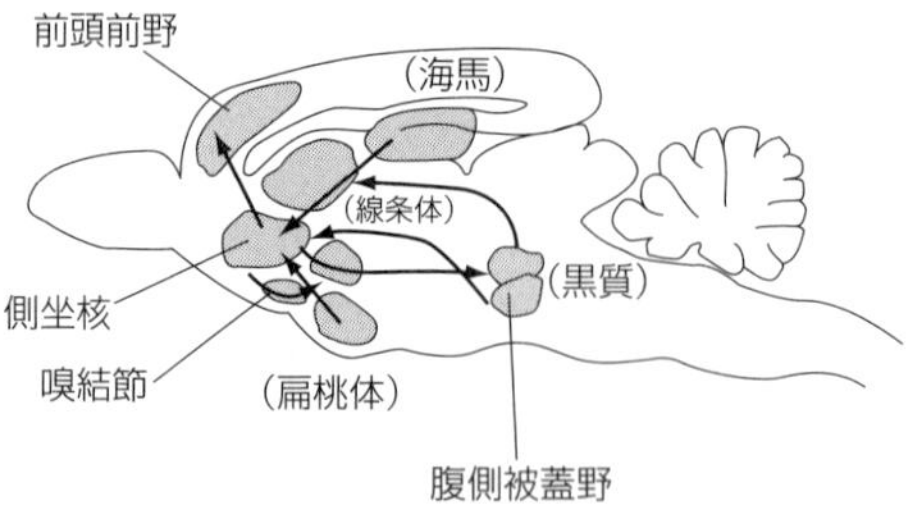

図4－6　脳の「報酬系」と関連領域

報酬探索にかかわる神経回路を模式的に描いたもの。若干大きな字で示したのが狭義の「報酬系」で、カッコ内に名称が示してある部位はその活動を調節している部位である。

れは分子レベルの薬物の作用を行動している生体で観察することが難しかったからである。一九八〇年代になって、脳内の微小透析法（マイクロダイアリシス）のような新しい実験方法が広く利用されるようになると、アンフェタミン類やコカインなどの薬物が「報酬系」の終端である側坐核のドパミン遊離を増強することが明らかになった。「報酬系」にはドパミン以外にもβ-エンドルフィンのような内因性オピオイドやGABA、内因性のカンナビノイドやアデノシンといった神経伝達物質が作用しており、強化効果や報酬効果を持つ薬物の作用点は、どの神経伝達物質を介するにせよ、要はこの「報酬系」であると考えられている。[20]

2　報酬系の本来の機能とは？

依存性薬物が「報酬系」に作用することが明らかになり、直接・間接を問わず、側坐核からのドパミン放出促進が薬物の強化効果や報酬効果と関係していることが明らかになると、「報酬系」が機能すると「快感」が起こる、ドパミンこそ「快感を起こす分子」（pleasure molecule）だ、という考えが起こってきた。しかし、それはどうやら事態を単純化しすぎた考えのようである。

「報酬系」の起始部位である腹側被蓋野の神経細胞は音や光のような単なる感覚刺激にも反応する。[21]また、ラットの尾をクレンメでつまむような嫌悪的な事態でも側坐核からのドパミン遊離量は増える。[22]したがって「報酬系」の活動をただちに「快感」に結びつけることには無理がある。現在のところ、「報酬系」のドパミン神経は、報酬の到来を予告する刺激、しかも「意外性」がある刺激に反応し、大脳皮質前頭前野に対して「新しい事態が起ったから行動を変える必要がある」という信号を送っているのではないかと考えられている。[23] ただし、ドパミン以外の物質、例えば内因性オピオイドやGABAは、報酬を獲得した後に起こる「快情動」(hedonic impact)に関連しているという説もある。[24]

いずれにせよ「報酬系」は食物や水、繁殖相手のように、個体の生存や種の維持にとって必要な「自然の」報酬に向かった志向的な行動を調節するために重要な役割を果たしている。実際、食物を提示したり、雄ラットに対して発情した雌を提示したりした場合にも側坐核からドパミン放出が起こる。本来はこのように環境に適応した行動を取るために機能している「報酬系」が依存性薬物で活動するということは、依存性薬物は報酬探索のための神経機構を「ハイジャックするものだ」という比喩的な言い方もできるわけである。

3　薬物の自覚効果——認知系

依存性薬物の強化効果は、脳内の「報酬系」に対する作用と関係が深い。しかしながら、依存性薬物には特有の自覚効果（弁別刺激効果）や報酬効果がある。これらの効果発現には報酬系以外の脳部位や神経回路が関与している可能性が考えられる。

例えば、自覚効果であるが、ニコチン（0.5mg/kg、皮下投与）と生理食塩水との弁別が成立したラットの脳内各部位にニコチンを局所注入し、どの部位に注入したときにニコチン側のレバー選択が起こるかを調べた実験がある[25]。その結果の概略を図4-7に示した。各種の用量が試されているが、図中のパーセンテージはニコチン側レバーの最大選択率、カッコ内の数値はそのときに局所注入されたニコチンの用量である。なお、これ以上の用量を注入すると、レバー押しの回数そのものが極端に減少する。

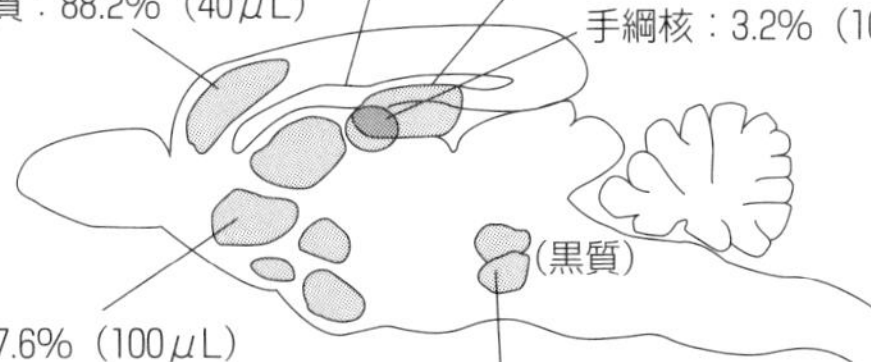

図4-7　ニコチンの自覚効果を感知する部位（文献25）

ニコチンの弁別刺激効果（自覚効果）発現に関連のある脳部位。Miyata et al.（2002）による（文献25）。

側脳室に注入すると脳のおよそ全領域に作用すると思われるので、この数値が一種の陽性対照になる。図を見るとわかるように、側坐核に注入するとかなり高率のニコチン側レバー選択が見られ、ニコチンの強化効果と自覚効果が密接に関連していることがうかがえる。ところが、さらに興味深いのは前頭前野に注入した場合で、このときは側坐核への注入量をはるかに下回る用量で高率のニコチン側選択が見られる。これに対して、腹側被蓋野に注入してもそれほど「ニコチンらしい」と動物が感知するような効果は見られていない。

背側海馬や手綱核はニコチン性アセチルコリン受容体が豊富に存在する部位である。これらにニコチンを注入しても「ニコチンである」という選択反応はほとんど起きない。注目すべきことに、これらの部位ではニコチンの用量が非常に低い。前述のように、これ以上の用量ではレバー押しが著しく抑制される。したがって背側海馬や手綱核はニコチンの効果そのものに対しては敏感な部位である。しかし、「ニコチンと感じる」という自覚効果には関わっていない。

このように、ニコチンの自覚効果には、報酬系の終端（側坐核）と、さらにそこから神経投射を受ける前頭前野が関わっている。前頭前野の関与がただちに認知的な活動を意味するものではないにしても、自覚効果の関知には何か認知機能に関連のある脳部位が関与していることが想像できる。ただし、この実験結果はニコチンに特異的なものかも知れない。一般には、依存性薬物の自覚効果を関知するために重要な部位は側坐核であって、強化効果と同じと考えられている。[26]

4　報酬効果――記憶系

依存性薬物を脳内に局所注入した実験から、報酬効果（ＣＰＰを形成する効果）の責任部位も腹側被蓋野や側坐核のような「報酬系」であることがわかっている。[27]

しかしＣＰＰの実験では、薬物の報酬効果と環境刺激との連合学習が形成された後には、薬物を投与しなくても薬物側のコンパートメントに動物の体が向き、そこで長い時間を過ごすことになるわけである。ここには単に報酬系の活動というよりも、環境刺激の入力を薬物体験の記憶と照合する神経過程が重要な役割を果たしているように思える。

このような連合学習の形成と記憶の呼び出しには扁桃体と海馬が重要な部位であることがわかっている。扁桃体の中でも外側基底部の関与が重要らしい。例えば、富山大学（当時は富山医科薬科大学）の小野と西条らの研究によると、ラットの扁桃体外側基底部には報酬を予告する条件刺激に対して反応するニューロンがある。このニューロンの反応には可塑性があり、報酬との連合が消失すると反応しなくなる[28]。このように報酬を予告する条件刺激に対しては、扁桃体からドパミンが放出されることがわかっており、しかも依存性薬物（d-アンフェタミン）をラットに何度か経験させると、ドパミンの放出量が増大する[29]。

海馬の関与も大きい。我々はラットの海馬から脳波を記録してこのことを検討した。ラットの海馬からはシータ波という律動的な同期脳波が観察される。シータ波は四ヘルツから八ヘルツ程度の周波数を持っているが、八ヘルツ周辺のシータ波はラットの歩行運動と関係している（図4-8）。歩行中のラットは環境に関する情報を収集していると考えられ、この情報はシータ波に乗って海馬の中に一時的に蓄えられる。このときに罰や報酬などの強い情動体験が与えられると、シータ波は自然の高頻度刺激として作用し、その環境情報は長期記憶に転送される[30]。

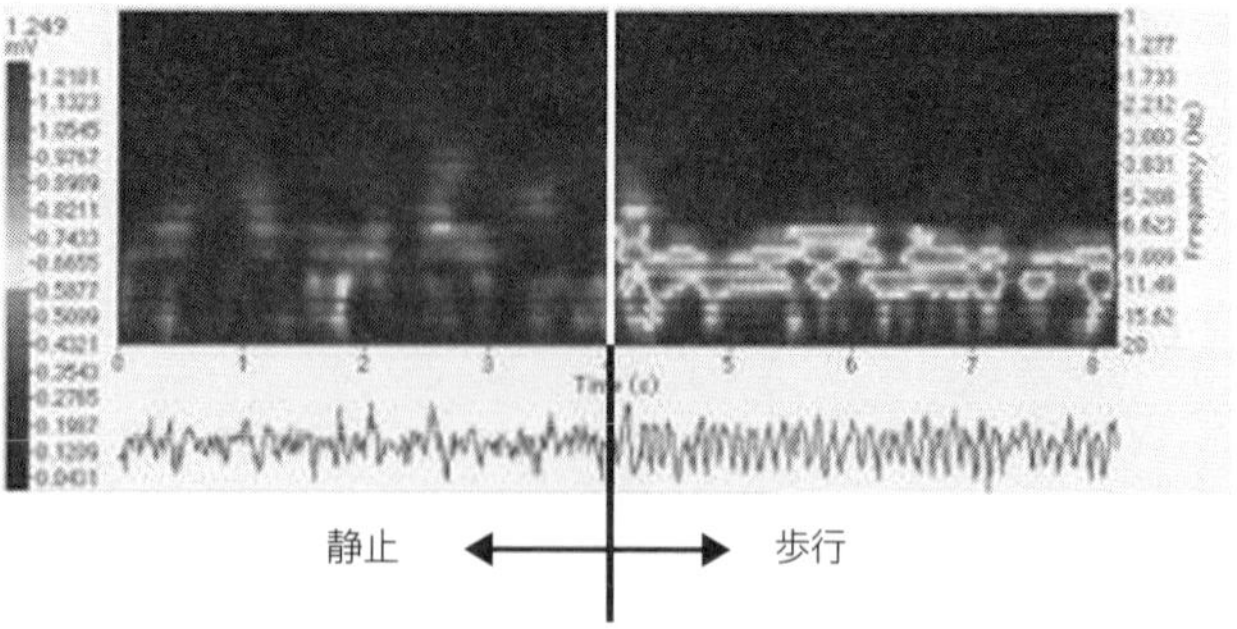

図４−８　ラットの歩行と海馬シータ波

ラットの海馬シータ波と歩行。左から右にかけて８秒間の脳波記録を示す。左半分ではいろいろな周波数成分の脳波が不規則に出ているが、右半分ではほぼ８Hzの規則正しい律動波が出ている。図の上側は「時間周波数解析」という解析の結果で、各種の周波数成分のうちどれが多いかを視覚的に表している。シータ波が出始めた時点はラットが歩き始めた時点と一致している。

コカインを用いてＣＰＰの条件づけを行っている間には、ラットにコカインを投与して、そちらのコンパートメントに入れた時に、生理食塩水を投与したときよりも強いシータ波が観察された。また、条件づけの後には、コカイン側のコンパートメントにラットの足が入るときに、足の動きと位相が同期したシータ波が出現し、そのタイミングは生理食塩水側に入る時よりも早かった。また、ラットの体がコカイン側に完全に入った後にはそのようなシータ波は見られなくなった。すなわち海馬のシータ波は薬物の報酬効果と環境刺激を統合して記憶の形成を促し、さらにその記憶に基づいて接近行動を起こす際の開始信号として機能していると考えられた[31]。

この節では依存性薬物の効果と関連の深いいくつかの神経機構について述べた。もとより、これらの脳部位、もしくは神経回路だけが薬物依存に関わっているわけではない。薬物依存は他の精神疾患と同じく、脳の統合的な作用によって引き起こされる。その神経回路は、報酬系、認知系、学習・記憶系など、どれをとっても正常な報酬探索行動に必要なものばかりである。薬物依存が進行して行く過程では、脳の中に「悪役」はいない。正当な神経回路が正当な機能を果たして、依存という状態に陥っていくのだと考えられる。

三　心の問題への新たなアプローチ

1　薬物依存らしい特徴の探求

薬物依存はまずもって薬物の問題であり、依存形成能を持つ薬物に特有な性質として、強化効果、弁別刺激効果、報酬効果があることを述べた。薬物の研究をしているのであれば、こういう効果とその背景にある神経機構を調べていれば良い。しかし、それは薬物依存という「病態」の研究ではない。前節で述べたように、依存はそもそも「病気」なのか？　依存という状態の定義には「良い」、「悪い」という価値判断の視点はなかった。だが現実には強迫的な薬物探索行動がいろいろな問題を起こしているわけであるから、我々はもっと「病気の本態」に迫った基礎実験を行う必要があるのではなかろうか。

二〇〇四年に *Science* 誌上で展開された議論はこのような方向性を示すものであった。この中でミシガン大学（心理）のTerry Robinsonは、精神医学の診断基準を参考にして、病態としての「依存症」に迫る動物モデルが必要だと論じたのである。[32] そのモデルが備えるべき要件としてRobinsonが指摘したのは以下の三点であった。①異様に強い欲求がある、②薬物摂取行動をやって良いときとそうでないときとの区別がつかない、③薬物を摂取すると悪い結果が起こるとわかっているのに摂取する。

具体的にこの三点をラットの実験でモデル化しようとすると、まず第一点の「異様に強い欲求」については、自己投与（SA）実験で、薬液の注入を起こすために必要なレバー押しの回数を徐々に増やして行く方法が考えられる。これは「比率累進実験」と呼ばれ、薬物の強化効果を比較するために用いられてきた。また、第二点に関しては、同じくSA実験を使いつつ、例えば緑ランプが点灯しているときには薬液が注入されるが、赤ランプが点灯しているときには注入されないという条件にして、ランプという外部環境によって行動が統制できるかどうかを調べれば良いとRobinsonは言う。第三の「悪い結果が起こる」に関しては、レバーを押したら弱い電気ショック（罰）が与えられるような事態でもレバー押しをして薬液を自己投与するかどうかを調べることなどが考えられると言う。

実験の妥当性について論議はあるものの、いちおうこのようにして、常態とは異なり、「強迫的な欲求に基づく」と考えられる薬物自己投与行動を調べる手だてを調えておく。その考えに基本的に異論があるわけではなく、我々もこうしたモデルの作成を試みた。だが実際にどうすれば動物に「強迫」

を作り出すことができるのか？　これは難しい問題で、現状では例えば一日六時間のコカインＳＡを三週間以上続ける、というような方法が提案されているにとどまる。また、このような方法で実験しても、ラットの全例が Robinson の挙げた「強迫性」の基準を満たすわけではない。Robinson は使用した動物の約一七パーセントが上記の三つの基準を満たすようになると言う。

臨床のモデルを作るという立場からすれば、一部の動物しか「依存症」にならないということは、現実の病態を反映していて「なかなか良い」と言えるのかも知れない。しかし基礎実験を行う立場からすると、莫大な手間をかけて、だいたい六匹のうち一匹しか成立しないような「モデル」は、とても使いものにならない。そこで視点を変えて、薬物依存に関連して神経系の中で起っているミクロなレベルの変化をとらえようという研究が進んでいる。

2　神経系の可塑的変化

薬物の連続使用によって神経系の構造や機能自体が変わっていく。その変化に関して、近年注目されているトピックをいくつか取り上げる。ただし、ここからの話は研究の素材に何の薬物を用いているかによって細部が変わり得ることに注意していただきたい。

(1)　神経細胞内の情報伝達機構

神経伝達物質がシナプス後の神経細胞膜にある受容体に結合する意義は、まず第一には神経細胞の電気的な興奮をシナプスを越えて伝達することにあるが、それだけではない。その後神経細胞内で一連の変化が起って、細胞の性質自体が変わっていく。例えば、ドパミン受容体を持つ神経細胞にドパミンが結合したら、その後何が起るのか？　ここでそれを簡単に見てみよう。ドパミン受容体には五種類のサブタイプがあり、それらは大きく二種類に分けられる。それぞれの働きは違うが、ここでは「D_1」と呼ばれるタイプの受容体について述べる。

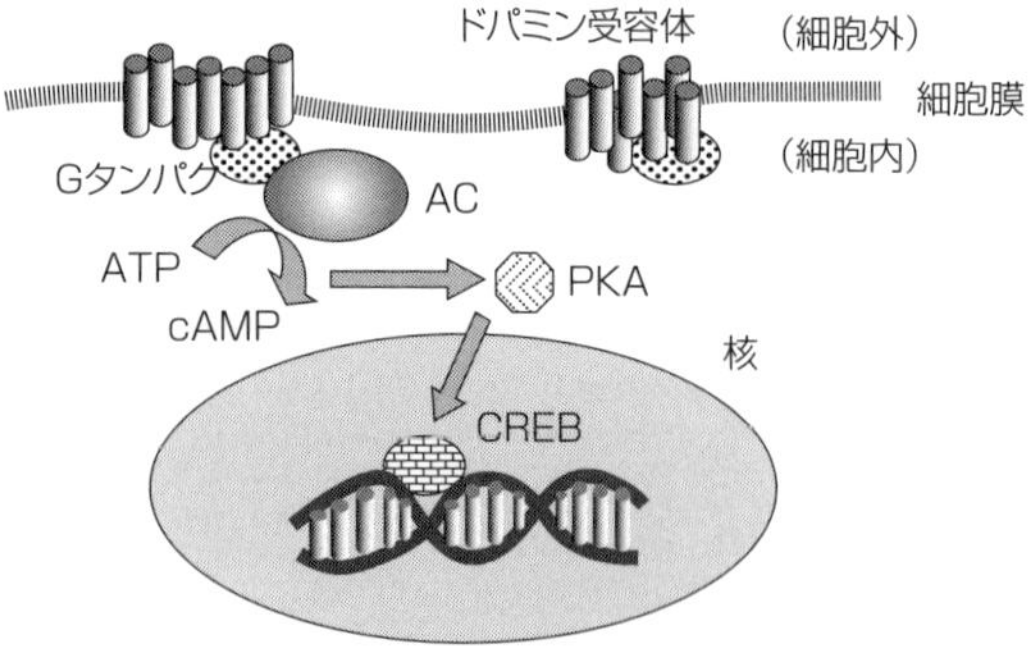

図４－９　神経細胞内の情報伝達（文献33）

ドパミンD_1受容体を持つ神経細胞内の情報伝達の模式図。Hyman & Malenka（2001）に基づいて描く（文献33）。核内のDNAはマイクロソフトのクリップアートを参考にした。

　ドパミンD_1受容体はGタンパクという特殊なたんぱく質と共役した状態で存在しており、受容体にドパミンが結合すると、Gタンパクが一時的に離れる。すると、神経細胞内にある酵素（アデニル酸サイクラーゼ）が活性化され、活性化された酵素はサイクリックAMPという分子の濃度を増やす。サイクリックAMPは細胞内で「二次メッセンジャー」（一種の伝令役）として働き、また別の酵素（プロテインキナーゼA：PKA）を活性化させる。この変化は細胞の核内に伝えられ、その結果、特別なタンパク質（CREB）が核の中にあるDNAの一部、CREという特定の塩基配列に結合する。すると、遺伝情報が読み出されていろいろなタンパク質が合成される。このような過程を経て、この神経細胞では受容体の反応性や酵素の活性が変わり、シナプス伝達の効率が上がる。この一連の反応の一部を単純に模式化して図4-9に示す(33)。

依存性薬物によって神経細胞に生じる変化はかなり永続性があり、一時的なものではない。そのような永続的変化を起こすためには何か物質レベルの変化が起っているに違いない。その一連の変化を起こすきっかけになるのは、「最初期遺伝子」と呼ばれる一群の遺伝子群である。近年では依存性薬物によってこうした遺伝子群がどのような影響を受けるかが詳しく研究されている(34)。

(2)　グリア細胞

脳内のグリア細胞は、脳の構造を作るための「詰め物」のようなものと考えられていた時代もあった。しかし近年では、神経伝達を調節する重要な役割を担っていることが明らかにされている。グリア細胞は神経細胞と同様に神経幹細胞から発生する。また、グリア細胞には神経伝達物質の受容体があり、神経細胞から遊離された物質を受けて、自分自身で電気的に興奮することはないが、細胞内の生化学的な変化を介して、周囲の神経細胞に働きかける。

このグリア細胞の中に「星状グリア」というものがある。シャーレで培養した星状グリアに覚せい剤を与えると、星状グリアは著しく成長する(35)。モルヒネを与えると、星状グリアだけを培養しているときには変化は起こらないが、神経細胞とグリア細胞を一緒に培養した標本では、やはり著しく星状グリアが成長する。すなわち、薬物依存が進行するときには、神経細胞ばかりでなく、グリア細胞も積極的な役割を果たしているわけである。また、これはまだ基礎研究の段階ではあるが、グリア細胞の働きを調節する作用のあるプロペントフィリンという薬を動物に注射すると、覚せい剤やモルヒネによる依存的な行動が抑制される。つまりグリア細胞に注目することによって、依存症の新しい治療薬が作られる可能性もあるわけである。

(3)　tPAとTNF-α

もう一つ、遺伝子解析から見つかった新たな発見がある。この研究では、覚せい剤を数日注射したラットと、モルヒネを数日注射したラットの脳を調べて、意味のある変化のあった遺伝子を洗い出した。[36] これらは代表的な依存性薬物であるから、両者に共通の遺伝子変化があれば、その変化は薬物依存一般に大事な役割を果たしているのではないかと考えられるわけである。

側坐核で変化の見られた遺伝子は覚せい剤で二六〇個、モルヒネで二一三個あり、共通のものが一三八個あった。その中でとりわけ重要なものが二個あった。

一つは、「組織プラスミノーゲン活性化因子（tPA）」というタンパク質を作る遺伝子である。この活性化因子は血栓を分解する酵素を作り、心筋梗塞や脳梗塞の治療に使われるが、それだけではなく、tPAは記憶の形成にも重要な役割を果たしている。[37] tPAを持たないマウスはモルヒネに対するCPPを示さず、側坐核からのドパミン遊離も弱い。ただし、興味深いことに、モルヒネの鎮痛効果は正常に現れる。だからどうやらtPAの有無は依存が形成されるか否かだけに関係がありそうなのである。また、このマウスは、覚せい剤を一回注射したときの運動興奮にも正常マウスとの違いはないが、覚せい剤を数回注射したときの運動興奮の亢進が起らない。こういう点も、tPAが薬物の急性効果ではなく、依存の形成に関わっていることを示唆している。

もう一つの遺伝子は「腫瘍壊死因子（TNF-α）」の遺伝子であった。これはガン細胞を攻撃するタンパク質で、この因子は依存の形成を抑制するようである。しかも、通常は依存性薬物を過剰に反復投与すると神経細胞は死んで行くが、TNF-αはそれを食い止める。つまり依存の形成や薬物の悪影響に対して体を守る働きをしているようである。

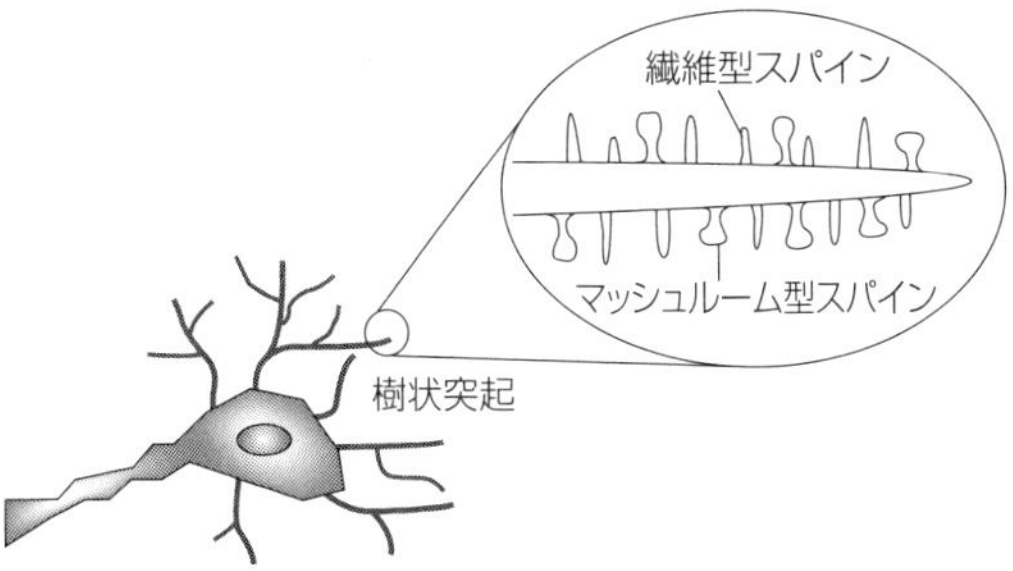

図4-10　樹状突起のスパイン（文献38）

スパインの構造を示す模式図。神経細胞の図はマイクロソフトのクリップアートを参考にした。

(4) 細胞骨格の変化

薬物依存の進行にともなって、シナプスの形態そのものも変わる。側坐核には「中型有棘細胞」という神経細胞が多い。この神経細胞が前頭皮質や海馬、扁桃体からの入力と、「報酬系」の起始部位である腹側被蓋野からの入力を受けている。そのシナプスには「神経棘突起（スパイン）」という構造がある。

スパインの形は「学習型」と「記憶型」に大別できる。学習型のスパインは細長い形をしており、入力を受けて柔軟に形を変える。言い換えれば不安定な構造である。これを繊維型ともいう。これに対して記憶型はマッシュルームのような形をしており、効率よく入力を受け取ることができるが、形はほとんど変わらない。この学習型（繊維型）から記憶型（マッシュルーム型）への変化には「アクチン」というタンパク質が重合することが大事である。

この重合反応を「コフィリン」というタンパク質が妨害するが、コカインを慢性投与されたラットの側坐核では、コフィリンの活性が上がっている。つまりマッシュルームのような形で成熟した「記憶型」のスパインが出来にくい状態になっている(38)。このことはおそらく、薬物依存という状態になってしまうと、薬物以外の報酬に対する感受性が低下し、同じ行動を繰り返すことはできるが、新しい環境に適応して柔軟に行動を変えて行く力が衰えているということと関係があるのではないかと考えられている。

3　依存脆弱性

(1)　遺伝子レベルの脆弱性

依存性薬物は、基本的にすべての人の脳に同じような影響を与える。しかし、同じような薬物経験をしても、甚大な影響を受ける人とそれほどでもない人がいる。薬物依存になりやすい人もいれば、そうでない人もいる。近年、こうした個人差の問題に対する生物学的な視点の研究が盛んになっている。その意味では薬物依存は再び「薬の問題から心の問題」に還ろうとしており、そこには従来にかった新たな展開がある。

まず、私達が持っている遺伝情報に関する研究がある。ヒトゲノムの解読が終わり、現在は遺伝子の機能が研究されているところであるが、そこでは、例えば肝臓で薬物や毒物を分解する酵素の遺伝子型に人によってバリエーションがあり、その違いによって胃潰瘍や十二指腸潰瘍の治療薬の効き方が違うことがわかってきた。今後の医療は、あらゆる人に一律の処方をするのではなく、個人の遺伝子型に応じたきめ細かいものになって行くであろう。

こうした遺伝情報研究は薬物依存の脆弱性を解明するためにも役に立つ。日本では、最も深刻な社会問題である覚せい剤の乱用、依存に関連する遺伝子の研究が多数の施設の協力によって進められてきた。この国家的なプロジェクトをJGIDA（Japanese Genetics Initiative for Drug Abuse）という。

その成果をごくかいつまんで述べるが、覚せい剤依存の脆弱性と一口に言っても、①常習的に覚せい剤を使いやすいか、②覚せい剤による幻覚や妄想などの精神病状態が出やすいか、③そういった精神病状態が慢性化（遷延化）しやすいか、④精神病状態が何かのきっかけで再発しやすいか、といった四つぐらいの段階がある。それぞれの段階に応じて、そうなりやすい人とそうでない人の個人差がある。ＪＧＩＤＡの主な知見を簡単にまとめると、図4-11のようになる。[39] なお、実際の論文で

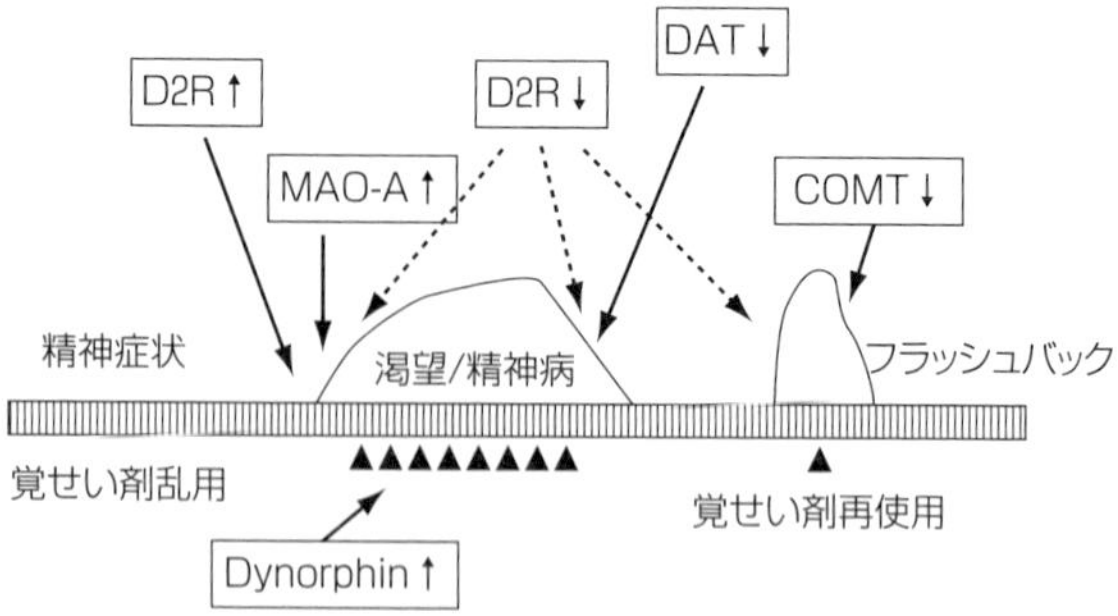

図4−11　覚せい剤依存にかかわる遺伝子（文献39）

覚せい剤依存および覚せい剤精神病と関連の深い遺伝子多型が見つかった神経伝達関連物質。左から右に向かって時間が進行する。黒い三角は覚せい剤の摂取を示す。実線は促進要因、破線は抑制要因である。略号の説明は本文にある。それぞれの略号の後の矢印は上向きが活性上昇、下向きが低下である。氏家（2004）を簡略にした（文献39）。

は、これらの化学物質の発現を調節している遺伝子の多型が示されており、どの遺伝子の関与が深いかをオッズ比として算出し、関連を示す線の太さが調節してあるが、本図ではそれを省略してある。

これによると、覚せい剤の反復使用と深い関係にあるのは、内因性オピオイド（麻薬様の物質）の一種であるダイノルフィンであり、覚せい剤精神病の発症にはドパミンD_2受容体の増加や、ドパミン、ノルアドレナリンなどの神経伝達物質を分解する酵素（MAO-A）の活性上昇が関係している。また、覚せい剤精神病の遷延化には、シナプス間隙に放出されたドパミンを回収するタンパク質であるドパミントランスポーター（DAT）の活性低下が関係している。覚せい剤精神病の再発には、MAOとは別のモノアミン分解酵素であるCOMT（カテコール-O-メチルトランスフェラーゼ）の活性低下が関係している。また、こうした一連の過程において、ドパミンD_2受容体の発現が低いと、進行が抑制されるようである。

現在では、薬物依存と直接かかわっている遺伝的多型よりも、薬物依存との関連が深い人格特性と遺伝的多型の研究が進展しているように思われる。例えば、行動を抑制することができるかどうかという意味での衝動性は、セロトニン２A受容体の遺伝的多型と関係があり、「A-1438A ホモ接合」という遺伝子型を持つ人は行動実験で衝動的な反応をしやすい[40]。このセロトニン受容体は大脳皮質の前頭前野腹側に多く存在しているので、この領域の活動性を介して衝動的な行動の調節が行われているようである。パーソナリティの研究は、今や世界的には生物学の領域に入っている。このような情勢であるからこそ、依存脆弱性と関わりの深い人格特性を解明しなければならない時が来たとも言える。

(2) 発達における脆弱性

持って生まれた遺伝子型だけが依存脆弱性を決めるわけではない。環境の影響、とくに幼児期からの成育環境の影響も重要である。疫学的な調査研究が必ずしも同じ結果を出しているわけではなく、サンプルや調査方法によって結果の不一致もあるが、例えば幼児期・児童期に虐待の経験を受けていると、飲酒を開始する年齢が低く、また、楽しみのための飲酒ではなく、現実逃避のための飲酒傾向が強まるという[41]。

実験動物でもこのようなモデル研究が行われている。それによると、例えば「豊かな」環境で育てられたラットは新奇な物体に対する接近傾向が強いにもかかわらず、アンフェタミンの自己投与回数は少なく、アンフェタミンの反復投与による増感も起きにくい[42]。これとは逆に、社会的孤立を経験させて育てたラットは成長後にコカインの自己投与行動が増進している[43]。

こうした現象の背景にはどのようなメカニズムがあるのだろうか？

それは長らくわかっていなかったが、一つの可能性として近年注目されているのが「エピジェネティックな変化」というものである。私達の体を構成するために、どこでどのようなタンパク質を作るべきかという情報は遺伝子に書き込まれているが、その情報はどんなものでも翻訳されてタンパク質になるわけではない。例えば、遺伝情報が書き込まれている四種類の塩基、アデニン、グアニン、シトシン、チミンのうち、哺乳類のシトシンのおよそ三パーセントにはメチル基（CH_3）が結合している。これはシトシンとグアニンが連続した場所に起りやすく、このようなメチル化が起っていると、その遺伝情報は読み出されない。成育環境の影響など後天的な要因によって遺伝情報が発現したりしなかったりする現象を「エピジェネティックな変化」という。

現在、発達の過程におけるエピジェネティックな変化と薬物依存の脆弱性との関連が注目されている[44]。例えば新生仔期にストレスを受けると、脳内の脳由来神経栄養因子（BDNF）のメチル化が増加し、ＢＤＮＦの発現が抑制される。また、マウスの母性行動はストレスホルモン受容体遺伝子のメチル化を調節して、ストレスに対する脆弱性を左右する。薬物依存と関わりの深い神経伝達物質の受容体やトランスポーター（物質をシナプス前に回収するタンパク質）の遺伝子はとりわけＤＮＡのメチル化を受けやすいようである。

エピジェネティックな変化にはＤＮＡのメチル化以外にも重要なものがある。発達の過程でそれらがどのような影響を受けているか、その結果として薬物の感受性や行動にどのような帰結があらわれるかは、主には今後の課題と言えるが、大きな期待が持てる研究分野である。

おわりに――「依存学」と薬物依存

以上、駆け足ではあるが、薬物依存の行動薬理学的な研究の一端を紹介してきた。

薬物依存は、薬物さえ使わなければ何の問題も起らない。そのかわり、ひとたび薬物を使ったときに神経系に起る変化は甚大である。しかもそこには多くの謎が未解明のままに残されており、アルコールやニコチンといった身近な化学物質の作用機序さえ完全に明らかにされたとは言えない。だからこそ、薬物依存は多くの研究者の興味を惹きつけ、例えば、*Trends in Pharmacological Sciences*（1992年）、*Science*（1997年）、*Nature Neuroscience*（2005年）といったトップレベルの学術雑誌が定期的に薬物依存の特集を組んできたのであろう。薬物依存は重大な心身問題と、大きな社会経済的損失を引き起こすが、研究の対象として見たときには、数々の興味深い課題とつながっている。

まず、薬物依存の形成過程で働く神経系は、我々の生存にとって必須の働きをする報酬探索の神経系、行動の可塑的変化を担う神経系、意思決定に関わっている神経系などであり、こうしたシステムがある意味で機能不全に陥っている状態は、統合失調症、気分障害、不安障害など、およそあらゆる精神疾患と共通の要素を持っているかも知れない。統合失調症や気分障害のモデル動物を作ることは容易ではないが、薬物依存の場合は、薬物という明確な外因があるために、比較的容易に病態モデルが作成できる。実際、戸田[38]は薬物依存を「慢性進行型メタ可塑性精神疾患」と呼び、薬物依存研究が直面している課題は、いずれ他の精神疾患研究の生物学的研究が進行した段階で突き当たる課題と共通だと述べている。

また、薬物依存は薬物に対する強迫的な欲求によって、我々の意思決定がバイアスを受けた状態であるから、逆に、依存状態における意思決定機構を研究することによって、健常状態での欲求、選択行動、意思決定などの解明に役立つことが期待できるわけである。報酬の予測と意思決定の神経機構については、サルの電気生理学的な研究やヒトの脳機能画像解析研究が近年著しく進歩した。今後はこうした研究と薬理学が手を結び、報酬探索や意思決定を「常態」と「病態」を区別しない統一的なフレームワークの中に収めて研究を進めることが重要だと思われる。

次に、冒頭に述べたように、人類はなぜか、昔から自分の精神機能を変容させるような体験を求めてきた。それが宗教儀式などにおける幻覚作用のある植物の使用や飲酒による酩酊であり、あるいは意識の変容を起こすような芸能、祭祀などであった[45]。なぜ人間は日常生活の恒常性維持のみでは満足せず、このような超常的な体験を求めてきたのだろうか？　この欲望がどうして生じているのかを研究せずには、精神を変容させる作用のある化学物質の使用を「止める」ことはできないであろう。これは人間の精神の基本的なあり方に関する問題であり、自然科学のみではなく人文科学、社会科学の力も借りて総合的に検討すべき課題であると思う。

薬物依存という問題への対処は学術研究の世界だけでは完結しない。最後にこのことを指摘しておきたい。まず、地道な臨床活動に取り組んでいる人々、医師や看護師に限らず、精神保健福祉士、保健師など、コメディカルスタッフの努力を高く評価したい。欧米の研究を読んで常々疑問に感じることは、研究の水準はすばらしく、世界をリードする高い論文が次々に発表されながら、現実社会での薬物乱用問題は日本に比べてはるかに深刻だということである。ここには何か、知的エリートの世界と一般大衆の世界がはっきり分かれている社会構造の問題があるのではないかとさえ思える。今後の日本では研究者と現場の臨床家が緊密に協力し、我々自身の科学的リテラシーが高まるような社会活動を推進したいものだと思う。

第二に、新薬開発の現場で「依存性試験」を行い、新しい薬物が乱用されるおそれがないかどうか地道にテストしている人々の努力も評価したい。筆者の仕事はもともとこういうことであった。この仕事は世界最先端の研究ではないが、研究の最前線を理解し、ルーティンワークに取り入れる学術的な力量は必要である。しかし、薬効とは違って成果が派手に宣伝されることはなく、開発主体である製薬企業側も概して依存性試験には消極的である。「ガイドラインに書いてあるから仕方なくやる」、というところが多い。しかし、もしも一九世紀後半に今日のような依存性試験が存在していたら、フロイトはコカインの、バイエル社はヘロインの依存性試験を依頼していたはずで、コカイン乱用、ヘロイン乱用という今日の重大問題は未然に回避できていた可能性がある。何かを「食い止める」仕事は常に社会からは正当に評価されない。しかし、こういう地道な仕事が筆者の本業であり、そのことをたいへん誇りに思っている。

謝辞

本章は二〇〇八年二月一七日、京都大学こころの未来研究センター、第五回こころの未来フォーラムシンポジウム『依存症を知る』で述べた発表内容に加筆・修正を加えたものである。本シンポジウムを企画し、発表の機会を与えられた吉川左紀子教授、船橋新太郎教授に深謝いたします。なお、本章で述べた研究の一部は科学技術振興機構ＥＲＡＴＯ下條潜在脳機能プロジェクトの助成によって行われた。

文献

（1）和田清（二〇〇二）「薬物乱用・依存等の実態把握に関する研究及び社会経済的損失に関する研究」平成一四年度厚生労働科学研究費補助金研究報告書。

（2）保刈成男（一九六三）『毒薬』雪華社。

（3）柳田知司（一九九〇）「薬物依存概論」、柳田知司編『依存性・行動毒性』毒性試験講座第八巻、地人書館。

（4）アメリカ精神医学会（二〇〇二）『精神疾患の分類と診断の手引き――DSM-IV-TR』高橋三郎・大野裕・染矢俊幸訳、医学書院。

（5）和田清（二〇〇〇）『依存性薬物と乱用・依存・中毒――時代の狭間を見つめて』星和書店。

（6）O' Brien CP, Volkow N, Li-TK（2006）"What's in a word? Addiction versus dependence in DSM-V," *Am J Psychiat*, 163：764–765.

（7）World Health Organization（2003）"Technical report series 915", *WHO expert committee on drug dependence 33rd report*.

（8）宮崎三郎（一九四七）『薬効分析』萬有科学社

（9）加藤伸勝（一九九三）『薬物依存――生物・心理・社会性障害の視点から』新興医学出版社。

（10）Weeks JR（1962）"Experimental morphine addiction: Method for automatic intravenous injections in unrestrained rats," *Science*, 138: 143–144.

（11）Deneau G, Yanagita T, Seevers MH（1969）"Self-administration of psychoactive substances by the monkey," *Psychopharmacologia*, 16: 30–48.

（12）Overton DA（1964）"State-dependent or "dissociated" learning produced with pentobarbital," *J Comp Physiol Psychol*, 57: 3–12.

（13）Fujiwara A, Wakasa Y, Hironaka N, Sasaki M, Iino M, Yanagita T.（2007）"Effects of ifenprodil on the discriminative stimulus effects of cocaine in rhesus monkeys," *Jpn J Neuropsychopharmacol*, 27: 29–33.

（14） Beach HD（1957）"Morphine addiction in rats," *Can J Psychol*, 11: 104–112.

（15） Rossi NA, Reid LD（1976）"Affective states associated with morphine injection," *Physiol Psychol*, 4 : 267–294.

（16） Bardo MT, Bevins RA（2000）"Conditioned place preference: what does it add to our preclinical understanding of drug reward?" *Psychopharmacology*, 153: 31–43.

（17） 鈴木勉（一九九九）『薬物の報酬効果測定法—CPP（条件づけ場所嗜好性）試験について』日薬理誌、一一四巻、三六五—三七一。

（18） 加藤信（一九七九）「アルコールと薬物の類似点・相違点」斉藤学・柳田知司・島田一男編『アルコール依存症——あなたの飲み方は大丈夫か』第八章、有斐閣。

（19） Olds, J（1977）"Drives and Reinforcements: Behavioral Studies of Hypothalamic Functions," 1st ed. Raven Press, New York.

（20） Koob GF（1992）"Drugs of abuse: Anatomy, pharmacology and function of reward pathways," *Trends Pharmacol Sci.*, 13: 177–184.

（21） Horvitz JC.（2000）"Mesolimbocortical and nigrostriatal dopamine responses to salient non-reward events," *Neuroscience*, 96: 651–656.

（22） Maeda H, Mogenson GJ.（1982）"Effects of peripheral stimulation on the activity of neurons in the ventral tegmental area, substantia nigra and midbrain reticular formation of rats," *Brain Res Bull*, 8 : 7–14.

（23） Schultz W.（2006）"Behavioral theories and the neurophysiology of reward," *Ann Rev Psychol*, 57: 87–115.

（24） Berridge KC.（2007）"The debate over dopamine's role in reward: the case for incentive salience," *Psychopharmacology*, 191: 391–431.

（25）Miyata H, Ando K, Yanagita T（2002）"Brain regions mediating the discriminative stimulus effects of nicotine in rats," *Ann N Y Acad Sci*, 965: 354–363.

（26）溝口博之・野田幸裕・鍋島俊隆（二〇〇五）『薬物弁別試験——依存性薬物の自覚効果と依存形成機構の解明』日薬理誌、一二六巻、一七—二三。

（27）Ikemoto S（2007）"Dopamine reward circuitry: two projection systems from the ventral midbrain to the nucleus accumbens-olfactory tubercle complex," *Brain Res Rev.*, 56：27–78.

（28）Toyomitsu Y, Nishijo H, Uwano T, Kuratsu J, Ono T.（2002）"Neuronal responses of the rat amygdala during extinction and reassociation learning in elementary and configural associative tasks," *Eur J Neurosci*, 15: 753–768.

（29）Harmer CJ, Phillips GD.（1999）"Enhanced dopamine efflux in the amygdala by a predictive, but not a non-predictive, stimulus: facilitation by prior repeated D-amphetamine," *Neuroscience*, 90: 119–130.

（30）Vertes RP（2005）"Hippocampal theta rhythm: a tag for short-term memory," *Hippocampus*, 15: 923–935.

（31）Takano Y, Tanaka T, Takano H, Hironaka N.（2010）"Hippocampal theta rhythm and drug-related reward-seeking behavior: an analysis of cocaine-induced conditioned place preference in rats," *Brain Res.*, 1342, 94–103.

（32）Robbinson TE（2004）"Addicted rats," *Science*, 305: 951–953.

（33）Hyman SE, Malenka RC（2001）"Addiction and the brain: the neurobiology of compulsion and its persistence," *Nat Rev Neurosci.*, 2：695–703.

（34）Lee AM, Messing RO（2008）"Protein kinases and addiction," *Ann N Y Acade Sci.*, 1141: 22–57.

（35）Narita M, Miyatake M, Narita M, Shibasaki M, Shindo K, Nakamura A, Kuzumaki N, Nagumo Y, Suzuki T.（2006）"Direct evidence of astrocytic modulation in the development of rewarding effects induced by drugs of abuse," *Neuropsychopharmacology*, 31: 2476–2488.

（36）山田清文・永井拓・中島晶・鍋島俊隆（二〇〇五）『覚せい剤および麻薬に共通する依存関連分子の検索』日薬理誌、一二六巻、四九―五三。

（37）Baranes D, Lederform D, Huand YY, Chen M, Bailey CH, Kandel ER（1998）"Tissue plasminogen activator contributes to the late phase of LTP and to synaptic growth in the hippocampal mossy fiber pathway," *Neuron,* 21: 813–825.

（38）戸田重誠（二〇〇九）『依存形成時の細胞変化と回路機能異常化モデル』メディカルバイオ、六巻、三〇―三五。

（39）氏家寛（二〇〇四）『JGIDA：薬物依存・精神病の遺伝子リスクファクター――JGIDA 多施設共同研究から』日本神経精神薬理学雑誌、二四巻、二九九―三〇二。

（40）Nomura M, Kusumi I, Kaneko M, Masui T, Daiguji M, Ueno T, Koyama T, Nomura Y.（2006）"Involvement of a polymorphism in the 5-HT2A receptor gene in impulsive behavior," *Psychopharmacology,* 187: 30–35.

（41）Rothman EF, Edwards EM, Heeren T, Hingson RW.（2008）"Adverse childhood experiences predict earlier age of drinking onset: results from a representative US sample of current or former drinkers," *Pediatrics,* 122: e298–304.

（42）Bardo MT, Dwoskin LP（2004）"Biological connection between novelty-and drug-seeking motivational systems," *Nebraska Symposium of Motivation,* 50: 127–158.

（43）Lynch WJ, Mangini LD, Taylor JR（2005）"Neonatal isolation stress potentiates cocaine seeking behavior in adult male and female rats," *Neuropsychopharmacology,* 30: 322–329.

（44）成田年・池上大悟・新倉慶一・今井哲司・葛巻直子・鈴木勉（二〇〇九）『エピジェネティクスの視点からみた薬物依存の新たな分子メカニズム』メディカルバイオ、六巻、一八―二三。
（45）Kawai N, Honda M, Nakamura S, Samatra P, Sukardika K, Nakatani Y, Shimojo N, Oohashi T.（2001）"Catecholamines and opioid peptides increase in plasma in humans during possession trances," *Neuroreport*, 12: 3419–3423.

依存学への期待

いまの世の中で、依存症が社会的な病理と考えられるのは、あまりにもお金と学力の二つに報酬体系が集中し過ぎているこことが原因ではないかと思います。

第五章

西村周三

これから三つの顔でお話をしようと思います。一つは京都大学の理事・副学長としての顔です。もう一つは、これからお話いたしますＮＰＯ法人「依存学推進協議会」の理事長としての顔、そして、三つ目として、私が専門としています経済学者としての顔です。

まず、この本のもとになったものは、「はじめに」で船橋先生が紹介しておられるように、京都大学こころの未来研究センターによる連携研究プロジェクト「依存症に関する総合的研究」が主催して実施された二回のシンポジウムでした。両方のシンポジウムには、主催者が想像していた以上の多くの方々に集まっていただき、その関心の大きさを実感しています。

私は最初に申しましたように、教育を担当しています京都大学の副学長です。研究担当の副学長は別の方が担当しておられます。依存や依存症に関するさまざまな研究は京都大学のこころの未来研究センターで実施されていくわけですが、このセンターが所属する京都大学の副学長の一人として、そこでの研究にもっとたくさんお金と人を投じて、依存学を進めることを約束できる立場には残念ながらありません。実は、これが二つ目の顔と関係いたします。

この本がテーマとしている依存学という分野ですが、四名の方のお書きになった章をご覧になって思われたかも知れませんが、ここまで読んでいただいた大勢の方にある種の失望を与えたのではないかと心配しています。というのは、もっと役に立つ実践的な話が含まれているのではないか、今切迫した状態にある所からどうやったら抜け出せるのか、その方法を知りたいという目的で読まれた方もおられるかと思います。あるいは、ゲーム依存の子どものカウンセリングをする時の何か参考にならないか、と思って読まれた方もおられるかと思います。残念ながらこの本の内容は実践的には役に立たない、というように思われる方も多いかと思います。

実は率直に申しまして、これが今のこの分野の研究の現状です。今回の四名の執筆者は、いずれもこの分野の第一線で活躍しておられる研究者であり、現在の日本で集めることができる最高の研究者を集めたつもりです。しかしそれにもかかわらず、読まれた方の期待を裏切ったとすると、この分野の研究水準が、残念ながら今まだこういう段階でしかないいんだということを、理解していただかないといけないと思います。

このような研究が進まない要因の一つとして、今大学で行われている研究が、本当の意味で社会の大きな要請に即座に応えるようなかたちになっていない、という面があります。どういうことかと言うと、いろいろな専門分野がその中でまた専門分化しており、専門分化したそれぞれの分野で各研究者は懸命な努力をしているわけですが、残念ながら、このような異なった分野の研究者が密接に交流して研究を進めることが少なくなっています。

しかも、こういう種類の研究に対しては、残念ながら研究費があまり付きません。それから、他分野との共同研究により研究業績をあげたとしても、それぞれの専門分野内であげた研究成果と比較して、必ずしも高い評価がされないという現状があります。

今までが第一の顔、つまり京都大学理事・副学長の顔でしたが、これから第二の顔の話をいたします。

今までお話してきたように、このような分野の研究の実施における金銭的な援助の少なさ、さらに、研究業績に対する評価の低さなどを改善し、依存に関する研究の推進を図ることを目的に、「依存学推進協議会」という名称のＮＰＯ法人の立ち上げを計画し、平成二一年一一月に京都府にＮＰＯ法人設立の申請をいたしました。平成二二年五月には京都府からの認可がおり、正式に「ＮＰＯ法人　依存学推進協議会」が発足しました。本書で話題にしたような、いろいろな分野の研究者が集まり、現代の社会が抱えている依存の問題を多様な角度から検討していこうと計画しています。このような活動に賛同いただけるようでしたら、是非ＮＰＯ法人への入会をお願いしたいと思います。

「ＮＰＯ法人　依存学推進協議会」の初代理事長として私が就任いたしました（注：西村周三は平成二三年九月末まで理事長を勤めていましたが、同年一〇月より国立人口問題研究所所長就任に伴って理事長を退任し、現在は顧問としてＮＰＯに関わっています）。正直にお話しますと、私は今まで何かにはまったことがほとんどありません。どちらかというと、村井先生のお話の中にでてきた、気力があまりない「アパシー」の方に近いのではないかと思います。にもかかわらず、どうして私が京都大学の副学長の仕事をやっていけるのかと言うと、いろいろな人と上手にお付き合いする能力に関してはすごいと言われているからです。そういう人間を理事長に置くと、内輪で議論の対立があっても、まあまあということでちゃんとまとめてくれると思われたのが、私が最初の理事長に選ばれた理由ではないかと想像しています。このように、私の仕事は、理事長としてＮＰＯ内をまとめていくことだと思っています。

今回設立しました依存学推進協議会の趣旨は、一方では依存症を深刻な問題としてとらえ、その対応を考える研究を推進するということですが、同時に、第二章で谷岡一郎先生が強調しておられるような思想、つまり、なにかにはまることにより人生を楽しく、有益にするという発想、をとても大切にして活動を進めてまいりたいと思います。

本当ですと、こういう分野のいろいろなＮＰＯ法人などが協力しあって、ギャンブル依存に関するカウンセリングセンターなどがもっと充実していくといいのですが、いずれの組織も残念ながら財政的な基盤が十分ではなく、個人の努力によって、それぞれの場所で、ギャンブル依存の方のカウンセリングが進められているというのが日本の現状でございます。

この分野は実践と研究を密接に結びつけた活動が不可欠な分野です。依存学推進協議会は実践と研究を結ぶＮＰＯ法人として、活動に必要な資金をたくさん集め、それを元に、研究の推進だけではなく、依存カウンセリングの体制の充実にも貢献できるようにしたいと思っております。

ただしそこまで行くのは、まだかなり先のことではないかと思っています。とりあえず、異なる分野の人間が話し合い、それぞれの分野で使っている言葉をお互いに理解するというところから始まることになるか、という感じがしています。

最後に私のもう一つの顔、経済学者としてのお話をさせていただきます。意外にも、経済学がさまざまな形でこの分野の研究を進めています。私自身も、たばこの依存に関する研究をしたきっかけで、こういう活動に参加することになったわけです。

実は最近、幸福の経済学というものに興味をもっています。この分野の欧米の研究で、たいへん意外な報告があります。実は、「テレビの視聴時間が長いと不幸になる」という研究報告がたくさんあるんです。この研究で一番大きなデータ総数をもっているのがイギリスです。イギリスでは、以前は公共放送だけでコマーシャルが入ることはなかったのですが、一〇年前か二〇年前からでしたか、コマーシャルを入れるようになりました。その結果、テレビを見る人達のストレスがすごくたまるようになったというのが、「テレビの視聴時間が長いと不幸になる」という調査結果の、おそらく一番の原因です。

テレビのコマーシャルに関しては、最近ネット・ショッピング番組がテレビで盛んにやられていて、それにはまって大量に物を買うというショッピング依存症が話題になっていますが、おそらくこういう話を除けば、いまの日本の社会で、テレビが人を不幸にすると考える人はあまりいないと思います。ただ私は、最近のテレビ番組の内容の低俗さのために人々が不幸にさせられている、と思いながら見ていますけれども。

人々が依存に陥る対象は時代とともに変わっていきます。それで、今で言うと携帯電話とかインターネット・ゲームというような、その時々に新しく出現してくる媒体によって発生する依存を、しっかりとタイムリーに捉える必要があると思います。

依存の考え方というのは、このように時代とともに変わっていくものであるということですが、その考え方の基本となる変わらないキーワードとして、第三章で村井俊哉先生の説明の中にあった「柔軟性」があるかと思います。つまり、依存に陥らないためには、柔軟に対応できる能力をどうやって養うか、やめようと思ったら、ぱっとやめることができる柔軟性をどのようにして養うか、が課題であると思われます。一定時間何かにはまる、何かに夢中になることは、別にどうという問題ではありません。それをやめようと思ったときにやめることができるか、柔軟にちゃんと適応できるかどうかがポイントではないかと思います。

実は企業が流されるテレビのコマーシャルに関しても、これからは非常に工夫をしてほしいと思います。少し前までのギャンブル依存は、サラリーマン金融からの借金の問題と密接に関係していました。サラリーマン金融から大量に借金をしながら、ギャンブルを続けるというギャンブル依存の大きな問題があります。ところが、最近のテレビのコマーシャルを思い出していただくと分かると思いますが、ほとんどの金融会社は、お金を借りる人自身の計画性をすごく強調するコマーシャルをしています。このように時代が変わってきました。かつ、ご承知のように、弁護士事務所がコマーシャルをするようになりました。「借金のうち違法な金利の分は返さなくてもいいんです、相談に来なさい」というコマーシャルが毎日流れています。借金をしている人の足元を狙って、弁護士がもうけているではないかという噂話もありますが、ちょっとそれは置いておくとして、時代とともにコマーシャルが変わってきていると感じます。ＪＡＲＯ（社団法人　日本広告審査機構）という組織があり、コマーシャルのやりかたに対するチェックをしていますが、企業の側も、過度な依存や依存症になる可能性を高めないようにコマーシャルのやり方を考えたり、同時に、いつでもやめられるような柔軟性をもつように工夫された製品の企画や販売が考慮されなければならない時代になりつつあるのではないかと思います。依存に関する基礎的な研究の成果により、企業のＣＳＲ（Corporate Social Responsibility）について も、いろいろな提言ができるのではないかと考えています。「企業は悪いやつだ」という発想はおそらく違います。だけど、問題になるような製品もお作りになることもある。そこを柔軟な発想で物事を考えていくことが、まさに依存学の大事なテーマではないかと私は思います。

ところで、依存を考えるためのキーワードとして、報酬という言葉がありました。報酬は英語ではrewardですが、このrewardという言葉は心理学では広く用いられ、かなり広い概念を含んでいると思います。

Reward以外で人に特定の行動をとらせるようになるものとして、「嫉妬心」と「敵愾心」と「負けん気」の三種類があると考えます。軸の一方に「嫉妬心」とか「負けん気」があり、これは、他者と比較し、他者より自分を何とか上に上げたいという欲求です。軸のもう一方には「利他心」がある。これは、人と仲良くして幸せに過ごしたい、人を幸せにしたいという心です。そして、この軸の真ん中に、他人のことはどうでもいい、俺は俺のことだけ考えるという、「個人主義」の考え方があると考えます。「利己心」と言ってもいいかと思います。解明しないと分かりませんが、私はどの人もおそらくこの三種類をちょっとずつ持っていると思います。

ただこの時代、私の認識では、この軸の両極端が特に日本ではないと思われます。つまり、現在の日本では、「他人に負けるもんか」という気持ちがすごく低下していると同時に、他人に親切にするという気持ちも低下している。俺は俺のことだけ、というのがすごく強くなっている社会になっています。

それは、はまる対象となる媒体が、今と昔で違っていることとも関係があると思われます。例えば昔、私たちが若いころに多くの人がはまったものに麻雀があります。麻雀というゲームは、四人の対戦者がおり、他者との比較の上で、試合に勝ったり、負けたりするものです。勝負に勝った者は「俺は勝負に勝った」という優越感を持ち、負けた者は「俺はいくらやっても勝てない。悔しいから一生懸命勉強して、勉強の方で勝ってやる」と言って勉強をがんばる。他人に対する嫉妬心が、いろいろなことを向上させるということがありました。

しかし、今、携帯電話やテレビゲームなどは、他人との比較をほとんどせず、自分の幸せだけにはまっていくということになり、優越感も嫉妬心も生まれなくなっています。ただ、ツイッターとかブログが、ひょっとすると人との関わりを広げることができるような媒体として変化していく可能性があります。

このように、私はこれら三種類の要因を、人の行動を誘導する要因として考えられるのではないかと思っています。さらに、今私が個人的に考えているのが、「社会性」という観点で、「社会性のないはまり方」というのが非常に深刻な問題になっていると思っています。

それから、もう一つ、最近の日本人には好奇心がないということが、ある種一番つらいことだと思います。「好奇心」、それから、「やる気」、「集中力」というキーワード、これらと「依存」との関係がまだはっきりしません。ですから、これらの関係を解明してほしいと思います。

依存と関連して、今『ナッジ（NUDGE）』というタイトルの本がアメリカでベストセラーになっています。このNudgeという言葉の翻訳が実は大変難しいのですが、「ちょっとだけ後ろから押す」というような意味です。ちょっとだけ後ろから押されてしまったため、夢中を越えて依存になってしまった、というようなことに使われています。この本は『実践　行動経済学』という日本語タイトルで日経BP社から出版されているのですが（リチャード・セイラー、キャス・サンスティーン著、遠藤真美訳、二〇〇九年）、その中には、いろいろなことやものにはまっている人を後ろからちょっと押して、はまっている状態から外してあげるためにどうすればいいかという工夫がいろいろ載っていて、アメリカではベストセラーになっています。

経済学に関連した別の本で、『アニマルスピリット』（ジョージ・A・アカロフ、ロバート・J・シラー著、山形浩生訳、東洋経済新報社、二〇〇九年）というタイトルのものが出ています。経済学には人の行動を説明する大きな二つの流れがあります。ひとつは、何か目標を決めて、それに到達するためにこういうことをやりたいという、ある意味で報酬（reward）獲得に向けた行動です。もうひとつは、特にこれといった目標はないけれども、これをやらざるを得ない、俺はやるんだという、内発的な要因で行う行動で、これが本のタイトルになっているアニマルスピリットです。

日本で今感じることは、動物的なアニマル性のなさです。私はいつも野村（克也）さんと長嶋（茂雄）さんの野球の例を出して比較をします。最近は野村流のやり方ばかり増えてきているような気がします。つまり、野村流の野球で見られたように、過去のデータを分析し、それをもとにここでバッターを誰にしたらいいかを考える、そういうことばかり考える時代になっている気がします。長嶋流の野球のように、動物的な勘で、過去には一回もヒットを打ってないけど、とにかく今日のこの場面では、このピッチャーにはこのバッターというやり方、これがアニマルスピリットです。アニマルスピリットのようなことを、脳科学の中でどのように扱うことができるのかというのも、ぜひ考えてほしいと思います。依存は、かなりの部分アニマルスピリットで表現されている面があると思われますので、その解明に向けた研究がひとつです。

しかし、同時に私たちは何か目標を設定し、それに向かって合理的に行動します。例えば、お金が欲しいとかです。お金は報酬ですが、お金だけではなくて、いろいろな他の報酬を求めて行動しています。そのような報酬のひとつに、「褒めてもらう」ということがあると思います。

私は、褒めてもらうという行動をテーマに研究をしたいと考えています。特に、子どもの熱中や依存に対してどういう褒め方をしたらいいのかは、重要な研究テーマだと思います。

いまの世の中で、依存症が社会的な病理と考えられるのは、あまりにもお金と学力の二つに報酬体系が集中し過ぎていることが原因ではないかと思います。例えば、ゲームにはまっている子どもを見たら、「よくまあこれだけ続けられるねえ。偉いなあ。こんなに長い間ゲームを続けるなんて、とてもできないわ」と褒めてやる。しかもここで、その子どもに寄り添いながら、ずうっと一緒に付き合ってあげる。そうすると、いかに忍耐力のない親であるかということが自分で分かりますから、ますます子どもの集中力を尊敬することができるようになる。というような多様な評価基準、報酬体系をもっともっと開発していくことが大事であると思います。私たちが小さいころは、すごくたくさんの報酬体系があったように思います。脳科学の専門家と一緒に、どのような時に、どのような方法で、どのように褒めればいいかという褒め方の基準を、いろいろと考えたいと思います。

このように、依存という分野は、医学や心理学はもちろんのこと、経済学や社会学とも密接にかかわっています。この問題に対する社会的関心の高さは、京都大学こころの未来研究センターが開催しました二回のシンポジウムにたくさんの方が参加されたことからも十分に認識できます。今回発足しました「ＮＰＯ法人　依存学推進協議会」を通じて、本書の中で述べられている研究や活動を推進ならびに支援していきたいと考えています。皆様の暖かいご支援をお願いいたします。

あとがきとNPO法人「依存学推進協議会」の設立について

この本ができあがるきっかけは、「はじめに」で説明したように、京都大学こころの未来研究センターで実施した連携プロジェクト「依存症に関する総合的研究」です。京都大学大学院医学研究科の福山秀直教授、大阪商業大学学長の谷岡一郎教授とともに研究会を開催し、薬物依存を生じるメカニズムに関する現状の話や、その社会学的な問題点、また、谷岡先生が専門とされているギャンブル依存に関する日本の現状や、世界の現状、さらには、日本や外国でとられている依存に対する対策や回復のためのプログラムの比較などを検討してきました。この議論には、大阪商業大学に設置されていますアミューズメント産業研究所の研究員の方々にも協力していただきました。アミューズメント産業研究所は、日本はもとより、世界中の様々なゲームの収集と同時に、世界のギャンブルやゲームに関する様々な資料を収集している非常にユニークな研究所です。中でも、同研究所の藤本光太郎さんや、同研究所の研究員であり、また、京都大学大学院医学研究科の研究員でもある勝見幸則さんにも加わっていただき、議論を進めてきました。

このような議論の中で、「依存」という言葉のもつネガティブなイメージのため、「依存」や「依存症」を中心に据えた研究が少ないこと、特に、社会的に大きな問題であるにも関わらず、社会科学の分野での研究がほとんどないことが問題点として挙げられました。特に、ギャンブルやゲームへの依存であるプロセス依存の現状については、全くと言っていいくらいに研究がなされていないこと、どれくらいの人がギャンブルやゲームの依存に陥っているのかという現状の把握ですら十分になされていないことが指摘されました。そして、このような研究が少ない理由は、このような研究分野に研究費が配分されないことであり、従って、このような研究を専門とする研究者がいないことを挙げることができます。また、このような研究をしている人がいたとしても、マイナーな領域なので、他のメジャーな領域の影に隠れてしまい、目立たないのではないかと思われます。

薬物やアルコールなどへの依存である物質依存が社会的に大きな問題であり、これらに加えて、ゲームやギャンブルなどの新たな依存が出現し、これらに依存する人が増えることは、社会的にも経済的にも大きな損失です。このことは多くの人が指摘し、理解していることですが、その回復のための適切なプログラムの作成、社会からのサポートを含む回復を支援する組織作り、そして、依存の原因を探る基礎的な研究のいずれもがほとんどなされていません。

そこで、平成二一年の四月頃から、京都大学理事・副学長（当時）の西村周三教授、京都大学大学院医学研究科の福山秀直教授、村井俊哉教授、大阪商業大学学長の谷岡一郎教授、京都大学こころの未来研究センターの船橋新太郎、それに、大阪市立大学研究員の勝見博光氏、京都大学大学院医学研究科研究員の勝見幸則氏、大阪商業大学研究員の藤本光太郎氏、さらには、学校法人立命館顧問の川本八郎氏、現観光庁長官の溝畑宏氏、博報堂の泊三夫氏が加わって、依存研究を推進するための組織作りを計画しました。

半年間の討論を経て、ＮＰＯ法人を設立し、これを通して依存研究に対する支援をすることを決定しました。そして、そのＮＰＯ法人の名前を「依存学推進協議会（Council for Addiction Behavior Studies; CABS）」と命名しました。ＮＰＯ法人「依存学推進協議会」は平成二二年五月に京都府から設立の認可がおり、正式に発足しました。

ＮＰＯ法人「依存学推進協議会」はその事業として次の三つをすることにしています。第一は研究事業で、ＮＰＯのメンバーが依存についての研究をします。実際には、研究事業の第一号として、「依存症の脳内メカニズムに関する研究」を村井俊哉、福山秀直、船橋新太郎の三名を中心に開始しました。第二は研究助成事業で、全国から依存に関わる研究課題を募集し、当法人が認めた研究に対して研究助成をします。今年度はまだＮＰＯとしての活動を開始したばかりなので、多くの研究を助成することはできませんが、二件に対して一〇〇万円程度の研究助成を計画しています。そして、第三が啓発事業で、依存についての正しい理解を普及させるため、講演会やセミナーなどを開催する予定です。今年度（平成二二年）は、八月三日に、『依存学をめぐる諸問題とその展望』と言うテーマのシンポジウムを京都で開催しました。当日のプログラムは次のとおりです。

『依存学をめぐる諸問題とその展望』

「カジノができる？　――賭博依存症への対応施策、諸外国の経験を踏まえて――」

美原　融（三井物産戦略研究所）

「『依存』いろいろ――『依存』を巡ることばをどう概念化するか――」

木下富雄（国際高等研究所フェロー）

「共同研究報告：共同研究に向けてのビジョン」

韓　昌祐（株式会社　マルハン会長）

「共同研究報告：依存症の脳内メカニズムに関する研究」

村井俊哉（京都大学大学院医学研究科）

「ＮＰＯ法人　依存学推進協議会　研究助成募集のお知らせ」

藤本光太郎（依存学推進協議会事務局長）

「閉会の辞」

西村周三（依存学推進協議会理事長、京都大学理事）

ＮＰＯ法人「依存学推進協議会」が依存に関する研究を推進し、依存に関する研究を支援するためには、理事長の西村周三氏が第五章でも述べられているように、資金が必要です。幸いにして、当Ｎ

ＰＯの趣旨に賛同していただいた企業や、個人で入会していただいた方からの会費により、研究事業や研究助成事業を初年度から開始することができました。ＮＰＯとしては、研究助成と同時に、回復施設などの活動に対しても支援をしていこうと計画しています。そのためには、さらに多くの資金が必要です。このような活動を継続していくため、皆様からの暖かいご支援をお願いいたします。

ＮＰＯ法人「依存学推進協議会」に関する詳しい内容は、左記のホームページをご覧ください。

http://www.izongaku.org/index.html

最後に、この本の出版にあたって尽力していただいた、晃洋書房の井上芳郎さんに感謝いたします。

平成二二年一二月

船橋新太郎

村井俊哉（むらい　としや）

1966年　大阪府生まれ

1998年　京都大学大学院医学研究科博士課程修了

現　在　京都大学大学院医学研究科教授

主要業績

『社会化した脳』エクスナレッジ，2007年.

『人の気持ちがわかる脳』筑摩書房（ちくま新書），2009年

『脳は利他的にふるまいたがる』PHP 研究所，2009年.

マンフレート・シュピッツァー『脳：回路網のなかの精神』新曜社，2001年（共訳）.

ハルティエ，ペック『臨床神経心理学』文光堂，2004年（共訳）.

ナシア・ガミー『現代精神医学原論』みすず書房，2009年（訳）.

廣中直行（ひろなか　なおゆき）

1956年　山口県生まれ

1984年　東京大学大学院人文科学研究科心理学専攻博士課程単位取得退学

現　在　NTT コミュニケーション科学基礎研究所リサーチスペシャリスト
　　　　科学技術振興機構 CREST 研究員

主要業績

『心理学へのスタディガイド』世界思想社，2007年.

『生理心理学』サイエンス社，2005年（共著）.

『人はなぜハマるのか』岩波書店（岩波科学ライブラリー），2001年.

西村周三（にしむら　しゅうぞう）

1945年　京都市生まれ

1972年　京都大学大学院経済学研究科博士課程中退

現　在　国立社会保障・人口問題研究所　所長

主要業績

『福祉と医療の経済システム』筑摩書房，1997年.

『保険と年金の経済学』名古屋大学出版会，2000年.

『行動健康経済学』日本評論社，2008年.

〈執筆者紹介〉（執筆順，＊は編者）

＊船橋新太郎（ふなはし　しんたろう）
1950年　滋賀県生まれ
1981年　京都大学大学院理学研究科動物学専攻（霊長類分科）博士後期課程中退
現　在　京都大学こころの未来研究センター教授
主要業績
『前頭葉の謎を解く』京都大学学術出版会，2005年.
『記憶と脳』，サイエンス社，2002年（共著）.
Representation and Brain,Springer, 2007（編著）.

帚木蓬生（ははきぎ　ほうせい）
1947年　福岡県生まれ
1978年　九州大学医学部卒業
1988年　九州大学医学博士
現　在　通谷メンタルクリニック院長
主要業績
『ギャンブル依存とたたかう』新潮社，2004年.
『やめられない――ギャンブル地獄からの生還――』集英社，2010年.
ピエール・ピショー『精神医学の二十世紀』新潮社，1999年（共訳）.
『閉鎖病棟』新潮社，1994年（第８回山本周五郎賞受賞）.

谷岡一郎（たにおか　いちろう）
1956年　大阪府生まれ
1989年　南カリフォルニア大学社会学部大学院博士課程修了（社会学博士号取得）
現　在　大阪商業大学教授
主要業績
『はじめての刑法入門』筑摩書房（ちくまプリマー新書），2009年.
『データはウソをつく　科学的な社会調査の方法』筑摩書房（ちくまプリマー新書），2007年.
『カジノが日本にできるとき「大人社会」の経済学』PHP研究所（PHP新書），2002年.
『ツキの法則「賭け方」と「勝敗」の科学』PHP研究所（PHP新書），1997年.
『ギャンブル・フィーバー　依存症と合法化論争』中央公論新社（中公新書），1996年.

依存学ことはじめ
——はまる人生、はまりすぎない人生、人生の楽しみ方——

2011年3月30日　初版第1刷発行

＊定価はカバーに表示してあります

編者の了解により検印省略

編　者　船橋新太郎
著　者　帚木蓬生
谷岡一郎
村井俊哉©
廣中直行
西村周三
発行者　上田芳樹
印刷者　河野俊昭

発行所　株式会社　晃洋書房
〒615-0026　京都市右京区西院北矢掛町7番地
電話　075(312)0788番(代)
振替口座　01040-6-32280

印刷　西濃印刷(株)
製本　(株)兼文堂

ISBN978-4-7710-2213-3